MÉMOIRE

SUR

L'influence que deux couleurs peuvent avoir l'une sur l'autre quand on les voit simultanément.

MÉMOIRE

SUR

L'influence que deux couleurs peuvent avoir l'une sur l'autre quand on les voit simultanément.

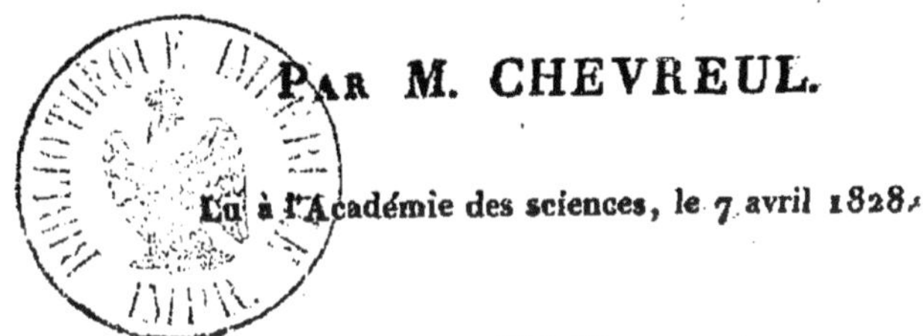

Par M. CHEVREUL.

Lu à l'Académie des sciences, le 7 avril 1828.

---

1. LES occasions fréquentes que j'ai de regarder des couleurs très-variées et dégradées autant que l'exigent les travaux des manufactures royales de tapisserie, m'ont mis à portée de faire des observations qui ne seront pas inutiles, je l'espère, à ceux qui s'occupent d'assortir des objets diversement colorés, afin d'en tirer le meilleur parti possible pour l'agrément de la vue. Les phénomènes qui font l'objet de ce Mémoire rentrent dans ceux que les physiciens nomment *couleurs accidentelles*, d'après Buffon qui en a parlé un des premiers avec quelque détail; mais avant de les exposer je rappellerai plusieurs principes d'optique qui ont la liaison la plus intime avec le sujet que je traite.

2. Un rayon de lumière solaire est composé d'un nombre in-

déterminé de rayons diversement colorés : et parce qu'il est impossible de distinguer chacun d'eux en particulier, et d'un autre côté par la raison qu'ils ne diffèrent pas tous également les uns des autres, on les a distribués en groupes auxquels on a donné les noms de *rayons rouges, de rayons orangés, de rayons jaunes, de rayons verts, de rayons bleus, de rayons indigos, de rayons violets*. Mais il ne faut pas croire que tous les rayons qui sont compris dans un même groupe, par exemple dans celui des rayons rouges, soient identiques par la couleur. On les considère généralement au contraire comme pouvant différer plus ou moins les uns des autres, quoique en définitive en reconnaisse que la sensation qu'ils produisent séparément en nous rentre dans celle que nous attribuons au rouge.

3. Lorsque la lumière est réfléchie par un corps opaque blanc, elle n'éprouve pas de modification dans la proportion des divers rayons colorés qui la constituent lumière blanche. Si ce corps n'est pas poli, chaque point de sa surface doit être considéré comme rayonnant en tous sens la lumière qui y tombe; et s'il est poli, il se produit une réflexion régulière cu spéculaire; mais dans ce cas comme dans le premier, il y a une certaine quantité de lumière qui est réfléchie irrégulièrement ou en tous sens.

4. Lorsque la lumière est réfléchie par un corps opaque coloré, il y a toujours, 1° réflexion de lumière blanche; 2° réflexion de lumière colorée : celle-ci est due à ce que le corps absorbe ou éteint dans son intérieur un certain nombre de rayons colorés et qu'il en réfléchit d'autres. Il est évident que les rayons réfléchis sont d'une autre couleur que les rayons éteints, et en outre que si on réunissait ceux-ci avec les premiers, on reproduirait de la lumière blanche. C'est cette rela-

tion mutuelle qu'ont des rayons colorés de réformer de la lumière blanche par leur mélange, qui a fait dire que les uns sont *complémentaires* des autres. Il est évident encore que les corps opaques colorés réfléchissent la lumière blanche et la lumière colorée à la fois régulièrement et irrégulièrement, ou seulement irrégulièrement, suivant qu'ils sont polis ou qu'ils ne le sont pas.

5. Ce serait une erreur de croire qu'un corps rouge, qu'un corps jaune, ne réfléchit outre la lumière blanche, que des rayons rouges, que des rayons jaunes, chacun de ces corps réfléchit en outre toutes sortes de rayons colorés; mais les rayons qui nous le font juger rouge ou jaune étant en plus grand nombre que les autres, produisent plus d'effet que ceux-ci, cependant ces derniers ont une influence incontestable pour modifier l'action des rayons rouges, des rayons jaunes sur l'organe de la vue, c'est ce qui explique ces innombrables différences de couleur qu'on remarque entre les divers corps rouges, les divers corps jaunes, etc. , etc.

6. Je vais exposer dans un premier paragraphe,

1° La manière d'observer les phénomènes qui font l'objet de ce mémoire;

2° La loi de ces phénomènes et la formule qui les représente;

3° L'application de la loi à un certain nombre d'entre eux;

4° L'effet des couleurs sur le blanc et réciproquement;

5° L'effet des couleurs sur le noir et réciproquement;

6° L'influence de la nature chimique des corps colorés sur les phénomènes observés; ·

7° L'influence réciproque des différentes sortes de couleurs appartenant à un même groupe;

8° L'interprétation des phénomènes dans l'hypothèse où
le rouge, le jaune, le bleu sont des couleurs simples, et
l'orangé, le vert, l'indigo et le violet sont des couleurs
composées;

9° Le rapport de mes observations avec les observations
faites antérieurement sur les couleurs accidentelles.

10° La cause physiologique à laquelle on rapporte l'explication des couleurs accidentelles.

J'exposerai dans un second paragraphe quelques applications des observations précédentes.

§ Ier.

ARTICLE Ier.

*Manière d'observer les phénomènes qui font l'objet de ce
mémoire.*

7. Si on regarde à la fois deux zones étroites différemment
colorées et placées l'une à côté de l'autre, les couleurs éprouvent presque toujours des modifications plus ou moins grandes. Voici une manière bien simple de se convaincre de cette
proposition.

8. On prend deux bandes O' et O (fig. 1re) d'une même couleur et identiques, deux bandes P et P' d'une autre couleur et
identiques. Elles doivent avoir $0^m,012$ de largeur et $0^m,060$
de longueur. On peut les faire avec des étoffes ou des papiers,
ou bien encore avec des rubans de la largeur que je viens
d'indiquer. On fixe avec de la gomme sur une carte la bande

O'; à la distance de $o^m,oo1$ on fixe O; et ensuite la bande P de manière qu'elle touche O; enfin à $o^m,oo1$ de P on fixe P'.

9. Maintenant si on regarde la carte dans un certain sens et pendant quelques secondes, on verra presque toujours quatre bandes différemment colorées. Bien entendu que les bandes O' et P' servent de termes de comparaison pour juger des modifications que O et P éprouvent par leur juxta position.

10. Je donne dix-sept observations pour exemples.

Couleurs mises en expériences.	*Modifications.*
Rouge	tire sur le violet.
Orangé.............	— le jaune.
Rouge	— le violet ou est moins jaune.
Jaune	— le vert ou est moins rouge.
Rouge	— le jaune.
Bleu	— le vert.
Rouge	— le jaune.
Indigo	— le bleu.
Rouge	— le jaune.
Violet..............	— l'indigo.
Orangé..............	— le rouge.
Jaune	— le vert brillant ou est moins rouge.
Orangé..............	— le rouge.
Vert..............	— le bleu.
Orangé..............	— le jaune ou est moins brun.
Indigo	— le bleu ou est plus franc.
Orangé..............	— le jaune ou est moins brun.
Violet..............	— l'indigo.
Jaune	— l'orangé brillant.
Vert	— le bleu.
Jaune	— l'orangé.
Bleu	— l'indigo.

Couleurs mises en expérience.	Modifications.
Vert	tire sur le jaune.
Bleu	— l'indigo.
Vert	— le jaune.
Indigo	— le violet.
Vert	— le jaune.
Violet	— le rouge.
Bleu	— le vert.
Indigo	— le violet foncé.
Bleu	— le vert.
Violet	— le rouge.
Indigo	— le bleu.
Violet	— le rouge.

11. Avant d'aller plus loin, j'insisterai sur une des observations les plus importantes de ce Mémoire c'est *que les modifications mutuelles des couleurs ne sont pas bornées au cas où les zones colorées qni se modifient, sont contigues l'une à l'autre, car on les aperçoit encore lorsque ces zones sont séparées.* Pour s'en convaincre il suffit de faire l'expérience suivante, prenez deux bandes d'un même papier bleu O, O' (fig. 2), deux bandes d'un même papier vert P, P'. Le bleu et le vert doivent être à la même hauteur de ton. Ces bandes doivent avoir $0^m,10$ de longueur et $0^m,02$ de largeur. Fixez-les parallèlement les unes aux autres de manière que O soit à $0^m,055$ de P et O' à $0^m,035$ de O et enfin P' à $0^m,035$ de P. Placez vous ensuite à six pas du carton et vous verrez les couleurs modifiées, O sera d'un bleu moins vert que O', et P sera d'un vert plus jaune que P'.

J'aurai plusieurs fois l'occasion de revenir sur ce fait remarquable.

ARTICLE II.

Loi des phénomènes précédents et formule qui les représente.

12. Après m'être assuré que les phénomènes précédents étaient constants pour ma vue, lorsqu'elle n'était pas fatiguée, et que plusieurs personnes habituées à juger des couleurs, les voyaient comme moi, je cherchai à les ramener à une expression assez générale pour qu'on put prevoir l'effet que produirait sur l'organe de la vue la juxta position de deux couleurs données. Tous les phénomènes que jai observés me semblent dépendre d'une loi très-simple, qui dans le sens le plus général peut être énoncée en ces termes, *dans le cas où l'œil voit en même temps deux couleurs qui se touchent, il les voit les plus dissemblables possibles.*

13. D'après ce que j'ai dit des couleurs complémentaires, il est évident que la couleur de la bande O (fig. 1) différera le plus possible de celle de la bande P, lorsque la couleur complémentaire de P s'ajoutera à la couleur de O ; de même la couleur de P différera le plus possible de la couleur de O, lorsque la couleur complémentaire de O s'ajoutera à la couleur de P. Conséquemment pour savoir ce que deux couleurs O et P deviendront par leur juxta position, il suffira de chercher la complémentaire de P pour l'ajouter à la couleur O, et la couleur complémentaire de O pour l'ajouter à la couleur P.

14. On obtiendrait encore un résultat analogue en retran- de O la couleur P, et de P la couleur O.

15. En effet représentons ;

La couleur de la bande O, par couleur a, plus blanc B;
La couleur de la bande P, par couleur a', plus blanc B';
La couleur complémentaire de a par c;
La couleur complémentaire de a' par c';

D'après la première manière de voir (13), les couleurs des deux bandes vues séparément seront,

$$\text{Couleur de } O = a + B$$
$$\text{Couleur de } P = a' + B',$$

elles deviendront par la juxta position,

$$\text{Couleur de } O = a + B + c'$$
$$\text{Couleur de } P = a' + B' + c.$$

D'après la seconde manière de voir (14), on suppose

$$\text{B réduit en deux portions} = \begin{cases} \text{blanc} = b \\ + \text{blanc} = (a' + c') \end{cases}$$
$$\text{B' réduit en deux portions} = \begin{cases} \text{blanc} = b' \\ + \text{blanc} = (a + c). \end{cases}$$

Les couleurs des deux bandes vues séparément seront,

$$\text{Couleur de } O = a + b + a' + c'$$
$$\text{Couleur de } P = a' + b' + a + c,$$

elles deviendront par la juxta position,

$$\text{Couleur de } o = a + b + c'$$
$$\text{Couleur de } p = a' + b' + c.$$

Les résultats sont les mêmes, sauf qu'il y a moins de blanc dans ce cas que dans l'autre.

ARTICLE III.

Application de la loi aux dix-sept observations de l'article Ier.

Orangé et vert.

16. Le bleu *(complémentaire de l'orangé)* en s'ajoutant au vert, le fait tirer sur le bleu ou le rend moins jaune.

Le rouge *(complémentaire du vert)* en s'ajoutant à l'orangé le fait tirer sur le rouge ou le rend moins jaune.

Orangé et indigo.

17. Le bleu *(complémentaire de l'orangé)* en s'ajoutant à l'indigo le fait tirer sur le bleu ou le rend moins rouge.

Le jaune tirant sur l'orangé *(complémentaire de l'indigo)* en s'ajoutant à l'orangé le fait tirer sur le jaune ou le rend moins rouge.

Orangé et violet.

18. Le bleu *(complémentaire de l'orangé)* en s'ajoutant au violet le fait tirer sur l'indigo.

Le jaune tirant sur le vert *(complémentaire du violet)* en s'ajoutant à l'orangé le fait tirer sur le jaune.

Vert et indigo.

19. Le rouge *(complémentaire du vert)* en s'ajoutant à l'indigo le rend plus violet ou plus rouge.

Le jaune tirant sur l'orangé *(complémentaire de l'indigo)* en s'ajoutant au vert le fait tirer sur le jaune.

Vert et violet.

20. Le rouge *(complémentaire du vert)* en s'ajoutant au violet lui donne plus de rouge.

Le jaune tirant sur le vert *(complémentaire du violet)* en s'ajoutant au vert le fait tirer sur le jaune.

Orangé et rouge.

21. Le bleu *(complémentaire de l'orangé)* en s'ajoutant au rouge le fait tirer sur le violet.

Le vert *(complémentaire du rouge)* fait tirer l'orangé sur le jaune.

Violet et rouge.

22. Le jaune tirant sur le vert *(complémentaire du violet)* en s'ajoutant au rouge le fait tirer sur l'orangé.

Le vert *(complémentaire du rouge)* fait tirer le violet sur l'indigo.

Indigo et rouge.

23. Le jaune tirant sur l'orangé *(complémentaire de l'indigo)* en s'ajoutant au rouge le fait tirer sur l'orangé.

Le vert *(complémentaire du rouge)* fait tirer l'indigo sur le bleu.

Orangé et jaune.

24. Le bleu *(complémentaire de l'orangé)* en s'ajoutant au jaune le fait tirer sur le vert.

L'indigo tirant sur le violet *(complémentaire du jaune)* fait tirer l'orangé sur le rouge.

Vert et jaune.

25. Le rouge *(complémentaire du vert)* en s'ajoutant au jaune le fait tirer sur l'orangé.

L'indigo tirant sur le violet *(complémentaire du jaune)*, en s'ajoutant au vert le fait tirer sur le bleu.

Vert et bleu.

26. Le rouge *(complémentaire du vert)* en s'ajoutant au bleu le fait tirer sur l'indigo.

L'orangé *(complémentaire du bleu)* en s'ajoutant au vert le fait tirer sur le jaune.

PAGINATION DECALEE

Violet et bleu.

27. Le jaune tirant sur le vert (*complémentaire du violet*) en s'ajoutant au bleu le fait tirer sur le vert.

L'orangé (*complémentaire du bleu*) en s'ajoutant au violet le fait tirer sur le rouge.

Indigo et bleu.

28. Le jaune tirant sur l'orangé (*complémentaire de l'indigo*) en s'ajoutant au bleu le fait tirer sur le vert.

L'orangé (*complémentaire du bleu*) en s'ajoutant à l'indigo le fait tirer sur le violet.

Rouge et jaune.

29. Le vert (*complémentaire du rouge*) en s'ajoutant au jaune le fait tirer sur le vert.

L'indigo tirant sur le violet (*complémentaire du jaune*) en s'ajoutant au rouge le fait tirer sur le violet.

Rouge et bleu.

30. Le vert (*complémentaire du rouge*) en s'ajoutant au bleu le fait tirer sur le vert.

L'orangé (*complémentaire du bleu*) en s'ajoutant au rouge le fait tirer sur l'orangé.

Jaune et bleu.

31. L'indigo tirant sur le violet (*complémentaire du jaune*) en s'ajoutant au bleu le fait tirer sur l'indigo.

L'orangé (*complémentaire du bleu*) en s'ajoutant au jaune le fait tirer sur l'orangé.

Indigo et violet.

32. Le jaune tirant sur l'orangé (*complémentaire de l'indigo*) en s'ajoutant au violet le fait tirer sur le rouge.

Le jaune tirant sur le vert (*complémentaire du violet*) en s'ajoutant à l'indigo le fait tirer sur le bleu.

33. Il est évident que, toutes choses égales d'ailleurs, les modifications des couleurs juxtaposées, seront d'autant plus marquées, que la couleur complémentaire (c ou c') qui s'ajoute à chacune d'elles en différera davantage : car que la complémentaire c' qui s'ajoute à la couleur O, lui soit identique, comme le sera la complémentaire c qui s'ajoute à la couleur P, et les modifications de O et de P se borneront à une simple augmentation d'intensité de couleur. Mais connaît-on aujourd'hui deux corps colorés qui soient dans le cas de présenter à l'observateur deux couleurs parfaitement pures et complémentaires l'une de l'autre ? non assurément ; tous ceux que nous voyons colorés par réflexion, nous renvoient comme je l'ai dit (5) outre de la lumière blanche un grand nombre de rayons diversement colorés. On ne peut donc indiquer maintenant *un corps rouge et un corps vert*, ou *un corps orangé et un corps bleu*, ou *un corps d'un jaune tirant sur l'orangé et un corps indigo*, ou enfin un *corps jaune tirant sur le vert et un corps violet*, qui réfléchissent des couleurs pures et absolument complémentaires l'une de l'autre, de sorte que la juxtaposition de ces corps ne ferait éprouver à leurs couleurs respectives *qu'une simple augmentation d'intensité*. D'après cela, s'il est moins facile, en général, de vérifier la loi de contraste sur des *corps rouges et verts*, sur *des corps orangés et bleus*, etc. qu'il ne l'est de la vérifier sur ceux qui ont été l'objet des dix-sept observations rapportées plus haut (10), cependant en cherchant à le faire sur les premiers, vous verrez que leurs couleurs acquerront un éclat, une vivacité et une pureté des plus remarquables, et ce résultat parfaitement conforme à la loi est aisé à concevoir : par exemple un objet de couleur orangée réfléchit des rayons bleus,

comme un objet de couleur bleue réfléchit des rayons orangés (5). Dès-lors quand vous mettez en rapport une bande
bleue avec une bande orangée, soit que l'on admette que la
première reçoit du bleu du voisinage de la seconde, comme
celle-ci reçoit de l'orangé du voisinage de la bande bleue (13),
soit que l'on admette que la bande bleue détruit l'effet des
rayons bleus de la seconde bande, comme celle-ci détruit
l'effet des rayons orangés de la bande bleue (14), il est évident
que les couleurs des deux objets juxtaposés doivent s'épurer
l'une par l'autre et devenir plus vives. Mais il peut arriver
que le bleu paraisse tirer sur le vert ou le violet et l'orangé
sur le jaune ou le rouge, c'est-à-dire, que la modification
ne porte pas seulement sur l'intensité de la couleur, mais encore sur sa composition physique : quoi qu'il en soit, si ce
dernier effet a lieu, il est toujours incontestablement bien
plus faible que le premier, et il y a plus, c'est qu'en regardant
un certain nombre de fois les mêmes bandes colorées, vous
pourrez observer que le bleu qui vous avait paru d'abord
plus vert paraîtra ensuite plus violet, et que l'orangé qui
avait paru d'abord plus jaune paraîtra plus rouge, de sorte
que le phénomène de modification portant sur la composition physique de la couleur, n'aura point la constance de
ceux qui font le sujet des dix-sept observations précédentes (10).

Je vais, au reste, exposer les remarques que j'ai faites
sur des corps dont les couleurs s'approchaient le plus d'être
complémentaires l'une de l'autre.

Rouge et vert.

34. Le rouge *(complémentaire du vert)* en s'ajoutant au rouge en augmente l'intensité.

Le vert *(complémentaire du rouge)* en s'ajoutant au vert en augmente l'intensité.

Tel est le résultat théorique.

Le résultat expérimental y est conforme en général lorsqu'on juxtapose un vert tirant sur le jaune avec :

1° *Un rouge orangé,*
2° *Un rouge cramoisi,*
3° *Un rouge intermédiaire.*

Mais en répétant un certain nombre de fois les observations sur chacun de ces assemblages de couleurs, on pourra remarquer des résultats différents, c'est-à-dire, que dans un cas le rouge paraîtra plus orangé et le vert plus jaune, et dans un autre le rouge paraîtra plus violet et le vert plus bleu, et l'on remarquera en outre que le changement pourra être attribué tantôt à une différence dans l'intensité de la lumière qui éclaire les couleurs et tantôt à une fatigue de l'œil.

Lorsqu'on juxtapose un vert moins jaune ou plus bleu avec :

1° *Un rouge orangé,*
2° *Un rouge cramoisi,*
3° *Un rouge intermédiaire,*

les résultats sont les mêmes qu'avec le premier vert, avec cette différence toutefois que dans l'assemblage du vert bleuâtre et du rouge cramoisi observés un certain nombre de fois, le vert et le rouge paraissent presque constamment plus jaune qu'il ne le sont séparément, résultat facile à concevoir.

Orangé et bleu.

35. Le bleu *(complémentaire de l'orangé)* en s'ajoutant au bleu lui donne plus d'intensité.

L'orangé *(complémentaire du bleu)* en s'ajoutant à l'orangé lui donne plus d'intensité.

En répétant les observations avec un bleu foncé et un orangé qui ne soit pas trop rouge, les deux couleurs paraissent le plus souvent prendre du rouge, autrement on pourrait observer le contraire.

Jaune tirant sur l'orangé et indigo.

36. Le jaune tirant sur l'orangé *(complémentaire de l'indigo)* en s'ajoutant au jaune tirant sur l'orangé lui donne plus d'intensité.

L'indigo *(complémentaire du jaune tirant sur l'orangé)* en s'ajoutant à l'indigo lui donne plus d'intensité.

Le résultat de l'observation est presque toujours conforme au résultat théorique.

Jaune tirant sur le vert et violet.

37. Le jaune tirant sur le vert *(complémentaire du violet)* en s'ajoutant au jaune tirant sur le vert lui donne plus d'intensité.

Le violet *(complémentaire du jaune tirant sur le vert)* en s'ajoutant au violet lui donne plus d'intensité.

Le résultat de l'observation est presque toujours conforme à la loi.

Article IV.

De l'effet des couleurs sur le blanc et réciproquement.

38. Si la loi que j'ai établie précédemment est exacte, on conçoit que le blanc lui-même sera affecté de la présence des

couleurs ; et en effet si vous mettez une couleur *o* en rapport avec du blanc, celui-ci paraîtra légèrement coloré par la complémentaire de *o*, mais j'avoue que la couleur est trop faible pour être déterminée avec une certitude complète. Je me suis donc contenté de voir si la complémentaire de la couleur mise en expérience correspondait avec la teinte que mon œil observait sur la bande blanche qui était opposée à la bande colorée.

Rouge et blanc.

39. Le vert *(complémentaire du rouge)* s'ajoute au blanc. Le rouge paraît plus brillant et plus foncé.

Orangé et blanc.

40. Le bleu *(complémentaire de l'orangé)* s'ajoute au blanc. L'orangé paraît plus brillant et plus foncé.

Jaune tirant sur le vert et blanc.

41. Le violet *(complémentaire du jaune, tirant sur le vert)* s'ajoute au blanc.

Le jaune paraît plus brillant et plus foncé.

Vert et blanc.

42. Le rouge *(complémentaire du vert)* s'ajoute au blanc. Le vert paraît plus brillant, plus foncé.

Bleu et blanc.

43. L'orangé *(complémentaire du bleu)* s'ajoute au blanc. Le bleu paraît plus brillant, plus foncé et plus vert peut être.

Indigo et blanc.

44. Le jaune tirant sur l'orangé *(complémentaire de l'indigo)* s'ajoute au blanc.

L'indigo paraît plus brillant, plus foncé.

Violet et blanc.

45. Le jaune tirant sur le vert *(complémentaire du violet)* s'ajoute au blanc.

Le violet paraît plus brillant et plus foncé.

Noir et blanc.

46. Le noir et le blanc, qui peuvent être considérés en quelque sorte comme complémentaires l'un de l'autre, deviennent, conformément à la loi plus différents que s'ils étaient vus séparément, et cela résulte de ce que l'effet de la lumière blanche réfléchi par le noir est détruit plus ou moins par la lumière de la bande blanche. C'est par une action analogue que le blanc rehausse le ton des couleurs avec lesquelles il est juxtaposé.

ARTICLE V.

De l'effet des couleurs sur le noir et réciproquement.

47. Les phénomènes que présente le noir, lorsqu'il reçoit l'influence des couleurs, me paraissent dus à ce que la couleur avec laquelle il se trouve, agit relativement à l'œil sur la lumière blanche réfléchie par la surface noire, comme elle le ferait si elle était mise en rapport avec une surface blanche. D'après cela le noir doit se teindre de la complémentaire de la couleur qui le touche, et la teinte qu'il prend, n'étant pas affaiblie par autant de lumière blanche que dans le cas où la couleur est contiguë au blanc, doit être plus sensible. D'un autre côté parce que le blanc rehausse le ton des couleurs que l'on met en rapport avec lui, par la raison contraire le noir tend à les rendre plus claires. Quant au ton du noir, il doit dépendre 1° de la couleur qui s'y ajoute ; par exemple, du rouge orangé, du jaune orangé, du vert jaune devront

l'éclaircir, tandis que de l'indigo, s'il ne le rehausse pas, ne devra pas l'abaisser comme le feront les précédents; 2° de l'éclat ou de la vivacité de la couleur juxtaposée : des couleurs vives comme l'orangé, le jaune, tendront par leur éclat à rehausser le noir, tandis que des couleurs sombres comme le bleu, l'indigo, ne produiront pas le même effet.

Rouge et noir.

48. Le vert *(complémentaire du rouge)* s'ajoute au noir. Le noir paraît moins rougeâtre.

Le rouge paraît plus brillant, moins orangé ou moins brun.

Orangé et noir.

49. Le bleu *(complémentaire de l'orangé)* s'ajoute au noir. Le noir paraît moins roux ou plus bleu.

L'orangé paraît plus brillant et plus jaune ou moins brun.

Jaune tirant sur le vert et noir.

50. Le violet *(complémentaire du jaune tirant sur le vert)* s'ajoute au noir. Le noir paraît violâtre.

Le jaune paraît plus brillant et plus verdâtre ou plus clair.

Vert et noir.

51. Le rouge *(complémentaire du vert)* s'ajoute au noir. Le noir paraît plus violâtre ou rougeâtre.

Le vert tire faiblement sur le jaune.

Bleu et noir.

52. L'orangé *(complémentaire du bleu)* s'ajoute au noir. Le noir s'éclaircit.

Le bleu tire faiblement sur le vert.

Indigo et noir.

53. Le jaune tirant sur l'orangé *(complémentaire de l'indigo)* s'ajoute au noir et l'éclaircit beaucoup.

L'indigo s'éclaircit.

PAGINATION DECALEE

Violet et noir.

54. Le jaune tirant sur le vert *(complémentaire du violet)* s'ajoute au noir et l'éclaircit.

Le violet est plus brillant, plus clair, plus rouge.

ARTICLE VI.

De l'influence de la nature chimique des corps colorés sur les phénomènes observés.

55. Il s'agit d'examiner l'influence que la nature chimique des corps colorés que l'on juxtapose, peut avoir sur leurs modifications réciproques. Le résultat auquel je suis arrivé est que toutes les modifications précédentes ont été observées, quelle que fût la nature chimique des matières colorées juxtaposées, en supposant toutefois que les matières colorées que l'on substituait les unes aux autres fussent identiques par leur couleur.

EXEMPLES.

En se servant de bleu d'indigo, au lieu de bleu de Prusse, d'outremer, les résultats étaient constants; ils l'étaient lorsqu'on substituait des bandes colorées en orangé avec du minium, à des bandes colorées avec du rocou, ou avec du jaune de gaude rougi soit par la garance soit par la cochenille.

ARTICLE VII.

De l'influence réciproque des différentes espèces de couleurs appartenant à un même groupe de couleurs.

56. Toutes les fois qu'il y a une grande différence produite par le fait de la juxtaposition de deux couleurs, la diffé-

rence est appréciable en opérant avec une même couleur que l'on met successivement en présence de couleurs diverses appartenant à un même groupe. Exemples :

1. *Rouge et orangé.*

57. Vous pouvez mettre un rouge écarlate, un rouge cramoisi avec de l'orangé, sans cesser d'observer que le rouge prend du pourpre et l'orangé du jaune.

2. *Rouge et violet.*

58. Résultats analogues avec le rouge écarlate et le rouge cramoisi, mis en présence du violet. Celui-ci paraît toujours plus bleu et le rouge plus jaune ou moins pourpre.

59. Ces observations expliquent très-bien pourquoi on obtient des résultats conformes à la formule quoiqu'on fasse usage de rubans ou de papiers qui sont loin de présenter à l'œil des couleurs bien franches.

60. La juxtaposition de bandes colorées est un moyen de démontrer combien il est difficile de fixer des types de couleurs ; en effet :

1° Prenez du rouge, mettez-le en rapport avec un rouge orangé, le premier paraîtra pourpre et le second plus jaune, comme je viens de le dire ; mais si vous mettez le premier rouge en rapport avec un rouge pourpre, celui-ci paraîtra plus bleuâtre, et l'autre plus jaune ou orangé, de sorte que le même rouge sera pourpre dans un cas et orangé dans l'autre.

2° Prenez du jaune, mettez-le en rapport avec un jaune orangé, il paraîtra verdâtre et le second plus rouge ; mais si vous mettez le premier jaune en rapport avec un jaune verdâtre, celui-ci paraîtra plus vert et l'autre plus orangé, de sorte que le même jaune tirera sur le vert dans un cas et sur l'orangé dans l'autre.

3° Prenez du bleu, mettez-le en rapport avec un bleu verdâtre, le premier tirera sur le violet et le second paraîtra plus jaune. Mettez le même bleu en rapport avec un bleu violet, le premier tirera sur le vert et le second paraîtra plus rouge, de sorte que le même bleu sera violeté dans un cas et verdâtre dans un autre.

61. On voit d'après cela que les couleurs que les peintres appellent simples, le rouge, le jaune et le bleu, passent insensiblement par le fait de la juxtaposition à l'état de couleurs composées, puisque alors le même rouge est pourpre ou orangé, le même jaune est orangé ou vert, et le même bleu est vert ou violet.

ARTICLE VIII.

De l'interprétation des phénomènes dans l'hypothèse où le rouge, le jaune, le bleu sont des couleurs simples, et l'orangé, le vert, l'indigo et le violet sont des couleurs composées.

62. Les expériences auxquelles je viens d'appliquer le principe de la modification que les couleurs éprouvent par leur juxtaposition, et l'explication qui en résulte d'après la manière dont on considère la composition de la lumière blanche en physique, s'expliquent clairement aussi dans le langage des peintres et des teinturiers qui n'admettent que trois couleurs primitives, le rouge, le jaune et le bleu; et comme il pourrait se rencontrer des personnes qui, en partageant cette opinion, désireraient cependant se rendre compte des phénomènes résultant de la juxtaposition des couleurs, je vais les expli-

quer en me conformant à leur langage, et pour plus de clarté je ferai cinq groupes en commençant par ceux qui comprennent les observations auxquelles la loi précédente est d'une application plus facile. Je supposerai donc que l'orangé est formé de rouge et de jaune, le vert de jaune et de bleu, et que l'indigo et le violet le sont de bleu et de rouge.

Ier GROUPE. — *Deux couleurs composées ayant une couleur simple pour élément commun.*

Il est bien aisé de vérifier la loi, quand on regarde deux couleurs qui font partie de ce groupe : on voit que par leur influence réciproque elles perdent plus ou moins de la couleur qui leur est commune, il est évident que c'est en en perdant qu'elles doivent s'éloigner le plus l'une de l'autre.

1. *Orangé et vert.*

Ces deux couleurs ayant le jaune pour élément commun, en perdent par la juxtaposition; *l'orangé paraît donc plus rouge et le vert plus bleu.*

2. *Orangé et indigo.*

Ces deux couleurs ayant le rouge pour élément commun, en perdent par la juxtaposition; *l'orangé paraît donc plus jaune et l'indigo plus bleu.*

3. *Orangé et violet.*

Comme les précédents.

4. *Vert et indigo.*

Ces deux couleurs ayant le bleu pour élément commun, en perdent par la juxtaposition; *le vert paraît donc plus jaune et l'indigo plus rouge.*

5. *Vert et violet.*

Comme les précédents.

2ᵉ **GROUPE**. — *Une couleur composée et une couleur simple qui se trouve dans la couleur composée.*

1. *Orangé et rouge.*

L'orangé perd du rouge et paraît plus jaune, et le rouge doit prendre du bleu pour différer le plus possible de l'orangé.

2. *Violet et rouge.*

Le violet perd du rouge et paraît plus bleu ; le rouge doit prendre du jaune pour différer le plus possible du violet.

3. *Indigo et rouge.*

Comme les précédents.

4. *Orangé et jaune.*

L'orangé perd du jaune et paraît plus rouge ; le jaune doit prendre du bleu pour différer le plus possible de l'orangé.

5. *Vert et jaune.*

Le vert perd du jaune et paraît plus bleu ; le jaune doit prendre du rouge pour différer le plus possible du vert.

6. *Vert et bleu.*

Le vert perd du bleu et paraît plus jaune ; le bleu doit prendre du rouge pour différer le plus possible du vert.

7. *Violet et bleu.*

Le violet perd du bleu et paraît plus rouge ; le bleu doit prendre du jaune pour différer le plus possible du violet.

8. *Indigo et bleu.*

Comme les deux précédents.

3ᵉ **GROUPE**. — *Deux couleurs simples.*

1. *Rouge et jaune.*

Le rouge en perdant du jaune doit paraître plus bleu, et le jaune en perdant du rouge doit paraître plus bleu, ou en d'autres termes, *le rouge tire sur le pourpre et le jaune sur le vert.*

2. *Rouge et bleu.*

Le rouge en perdant du bleu doit paraître plus jaune, et le bleu en perdant du rouge doit paraître plus jaune, ou en d'autres termes, *le rouge tire sur l'orangé et le bleu sur le vert.*

3. *Jaune et bleu.*

Le jaune en perdant du bleu doit paraître plus rouge, et le bleu en perdant du jaune doit paraître plus violet, ou en d'autres termes, *le jaune tire sur l'orangé et le bleu sur le violet.*

4ᵉ GROUPE. *Deux couleurs composées dont les couleurs simples sont les mêmes.*

Indigo et violet.

L'indigo ne différant du violet que parce qu'il contient proportionnellement au rouge plus de bleu que n'en contient le second, il s'ensuit que la différence sera la plus grande possible, lorsque l'indigo perdant du rouge tendra au bleu verdâtre, tandis que le violet prenant du rouge tendra vers cette couleur. Il est clair que si le violet perdait du rouge ou si l'indigo prenait du rouge, les deux couleurs se rapprocheraient; mais comme elles s'éloignent l'une de l'autre, c'est le premier effet qui a lieu.

On peut encore se rendre compte du phénomène précédent, en considérant l'indigo relativement au violet, comme du bleu; dès-lors il doit perdre du bleu qui est commun aux deux couleurs et tendre au vert.

5ᵉ GROUPE. *Une couleur composée et une couleur simple qui ne se trouve pas dans la couleur composée.*

Dans l'hypothèse où l'on considère l'orangé, le vert, l'indigo et le violet, comme des couleurs composées, et le rouge, le jaune et le bleu comme des couleurs simples, il en résulte nécessairement qu'en mettant une des quatre couleurs composées (supposée d'ailleurs parfaitement exempte de toute couleur étrangère aux deux couleurs élémentaires qui la constituent) en rapport avec une des trois couleurs simples qui n'entrent pas dans sa composition, on ne voit pas de raison pour que la couleur composée perde une de ses couleurs plutôt que l'autre, et pour que la couleur simple s'éloigne plutôt d'une des couleurs élémentaires que de l'autre. Par exemple, en mettant du vert en rapport avec du rouge, on ne voit pas de raison pour que le vert passe au bleu plutôt qu'au jaune, et pour que le rouge tire sur ce bleu plutôt que sur le jaune.

ARTICLE IX.

Du rapport de mes observations avec celles faites antérieurement par d'autres physiciens.

63. Buffon (1) est le premier qui ait décrit sous le nom de *couleurs accidentelles*, plusieurs phénomènes de vision, qui, selon lui, ont tous entre eux cette analogie *qu'ils résultent d'un trop grand ébranlement ou d'une fatigue de l'œil ;* en quoi ils diffèrent des couleurs sous lesquelles nous apparaissent les

____

(1) Mémoires de l'Académie des sciences, année 1743.

corps qui sont colorés d'une manière constante (1), soit que ces corps décomposent la lumière en agissant sur elle par *réflexion*, soit qu'ils la décomposent en agissant par *réfraction* ou par *inflexion*.

64. Les couleurs accidentelles peuvent naître de causes diverses; par exemple, on en voit dans les circonstances suivantes :

1° Lorsqu'on se presse l'œil dans l'obscurité;

2° A la suite d'un choc sur l'œil;

3° Lorsqu'on ferme les yeux après les avoir fixés un instant sur le soleil;

4° Lorsqu'on fixe les yeux sur un petit carré de papier coloré placé sur un fond blanc; alors le carré s'il est rouge paraît bordé d'un vert faible, s'il est jaune il paraît l'être de bleu, s'il est vert il paraît l'être de blanc pourpré, s'il est bleu il paraît l'être de blanc rougeâtre; enfin s'il est noir d'un blanc vif.

5° Lorsqu'après avoir observé les phénomènes précédents un temps suffisant, on porte les yeux sur le fond blanc de manière à ne plus voir le petit carré de papier coloré, on aperçoit un carré d'une étendue égale à celui-ci et de la même couleur que celle qui bordait le petit carré dans l'expérience précédente (4°).

65. Je pourrais citer encore d'autres circonstances où se produisent *des couleurs accidentelles*, si je ne craignais de trop m'écarter du but de mon Mémoire qui a pour objet principal de faire connaître *la loi qui régit les modifications que des*

---

(1) Il faut ajouter : *lorsqu'on les regarde isolément.*

corps différemment colorés éprouvent mutuellement par leur juxtaposition lorsqu'on les voit simultanément; mais il y a un point auquel je donnerai une attention toute particulière avant d'aller plus loin ; c'est la distinction des deux circonstances 4 et 5 où Buffon a observé des couleurs accidentelles.

66. J'espère prouver par les détails dans lesquels je vais entrer, que faute de cette distinction un des sujets de l'optique les plus féconds en applications n'a point été traité en général avec cette précision et cette clarté qui eussent été nécessaires pour en faire sentir l'importance à ceux qui ne l'ayant pas soumis à leur propre observation, se sont bornés à lire les écrits dont il a été l'objet. Enfin cette distinction est nécessaire pour qu'on puisse apprécier ce que mes recherches ajoutent de faits nouveaux à l'histoire de la vision. Je désignerai par la dénomination de *contraste simultané* la modification que deux objets diversement colorés éprouvent dans leur couleur et la hauteur de leur ton, quand on les voit simultanément; par opposition, j'appellerai *contraste successif* les phénomènes qu'on observe lorsque les yeux ayant regardé pendant un certain temps un ou plusieurs objets colorés, aperçoivent, après avoir cessé de les regarder, des images qui offrent la couleur complémentaire de celle qui est propre à chacun de ces objets. Il est superflu sans doute de faire remarquer que la quatrième circonstance, dont il a été question plus haut, se rapporte au *contraste simultané*, tandis que la cinquième se rapporte au *contraste successif.* Je reviens aux principaux travaux qui ont été entrepris sur les couleurs accidentelles.

67. Le P. Scherffer, en 1754, donna une grande précision aux phénomènes qui se rapportent au *contraste successif,* en

démontrant qu'une couleur donnée produit une couleur accidentelle qui est celle que nous nommons aujourd'hui sa
complémentaire, et il rectifia par cette loi quelques observations de Buffon. Il ne s'en tint pas là, il chercha à expliquer
la cause du phénomène, ainsi que je le dirai plus particulièrement dans l'article suivant. Il ne toucha d'ailleurs qu'en
passant au *contraste simultané*. (Voyez son Mémoire, § XV,
Journal de Physique, t. 26.)

68. Æpinus (1) et Darwin (2) se sont occupés aussi du
contraste successif.

69. Le contraste simultané a été pour le comte de Rumford
un objet d'expériences et d'observations (3) sur lesquelles je
dois insister, parce que parmi les recherches que l'on a faites
à ce sujet, il n'en est aucune qui ait plus de rapport avec
les miennes. Le comte de Rumford après avoir observé qu'une
ombre produite dans un rayon de lumière colorée étant
éclairée par un rayon de lumière blanche égal au premier en
intensité, paraissait non pas blanche mais teinte en la couleur complémentaire du rayon coloré, lorsqu'elle était près
d'une ombre égale produite dans le rayon blanc, cette dernière ombre étant éclairée par le rayon rouge et paraissant
de cette couleur, démontra :

1° Que le résultat est le même lorsqu'on remplace le rayon
de lumière colorée, soit par la lumière transmise par un

---

(1) Mémoires de l'Académie de Pétersbourg, et Journal de Physique,
année 1785, tome XXVI, page 291.

(2) Transactions philosophiques, tome LXXVI, année 1785.

(3) Expériences sur les ombres colorées ; conjectures sur les principes
de l'harmonie des couleurs. Philosophical papers, etc., by Rumford. Lon-
don, 1802, tome I*.

verre ou tout autre milieu coloré, soit par la lumière colorée réfléchie par un corps opaque coloré.

2° Que si dans un cercle de papier blanc placé sur une grande feuille de papier noir, laquelle est posée sur le parquet d'une chambre, on juxtapose deux bandes de papier de six lignes de largeur et de deux pouces de longueur, dont l'une est couverte d'une poudre de couleur A, tandis que l'autre est couverte d'une poudre grise composée de céruse et de noir de fumée dans une telle proportion que la lumière réfléchie par cette poudre est égale en intensité à la lumière colorée de A, il arrivera, en regardant les deux bandes d'un œil à travers la main, que celle qui est recouverte de poudre grise paraîtra teinte de la couleur complémentaire de A, et cette complémentaire sera aussi brillante que A.

L'auteur dit que pour réussir dans cette expérience il faut prendre beaucoup de précautions tant pour se garantir de la lumière réfléchie par les objets environnants que pour parvenir à se procurer un gris qui réfléchisse une lumière égale en intensité à la lumière colorée. Il remarque que les difficultés sont extrêmes lorsqu'on prend des couleurs broyées à l'huile, par la raison que l'huile rembrunit ces couleurs, et que celles-ci n'ont jamais le degré de pureté des couleurs du spectre.

70. S'il est vrai que les expériences de Rumford correspondent à celles où j'ai mis des couleurs en rapport avec le noir et le blanc, et qu'elles sont un cas particulier de la loi de contraste telle que je l'ai établie, il ne l'est pas moins que cette loi ne pouvait s'en déduire sans faire la série d'expériences auxquelles je me suis livré. Car les expériences de Rumford étant le maximum du phénomène, on ne pouvait affirmer que dans

les circonstances ordinaires, il y aurait non-seulement modification du blanc et du noir par des couleurs juxtaposées, mais encore modification de ces dernières. En effet nous avons vu que les couleurs mises en rapport avec le blanc se foncent, tandis qu'elles s'affaiblissent lorsqu'elles sont mises en rapport avec le noir, le contraste tel que je l'ai établi portant à la fois sur la couleur et sur la hauteur du ton de la couleur.

71. Rumford frappé de voir dans ses expériences un rayon coloré développer sa complémentaire, établit *en principe* que *pour que deux couleurs soient en harmonie il faut qu'elles présentent toutes les deux les proportions respectives de lumières colorées nécessaires pour former du blanc.* Et c'est d'après cela qu'il conseille d'assortir les rubans destinés à la toilette des dames, et les couleurs des ameublements. Il pense aussi que les peintres peuvent tirer un grand parti de sa connaissance. Mais il est clair que le principe de l'harmonie des couleurs de Rumford, n'est qu'une vue ingénieuse de son esprit, et que, tel que l'auteur l'a posé, il est bien difficile qu'il puisse jeter quelque lumière sur la pratique de la peinture. Au reste, je reviendrai sur ce point en traitant des applications de mon travail. Mais ce qu'il m'importait de faire remarquer, c'est que Rumford n'a pas fait *une expérience* qui démontre l'influence de deux couleurs juxtaposées, ou plus généralement de deux couleurs vues simultanément.

72. Enfin le dernier auteur qui ait traité des couleurs accidentelles comme observateur, est M. Prieur, de la Côte-d'Or (1). Il s'est occupé, sous le nom de *contrastes*, des phé-

---

(1) Annales de chimie, tom. LIV, p. 5.

nomènes qui se rapportent exclusivement au *contraste simultané :* par exemple, une petite bande de papier orangé
mise sur un fond jaune paraît rouge, tandis qu'elle paraît
rouge sur un fond jaune : d'après le principe posé par l'auteur, la couleur accidentelle de la petite bande doit être celle
qui résulte de la sienne propre moins celle du fond. *Il semble,
dit-il, qu'une certaine fatigue de l'œil, soit instantanément
par le rapport d'intensité de la lumière, soit plus tardive-
ment par une vision prolongée, concoure à produire les appa-
rences dont il s'agit.* Mais il reconnaît qu'*une fatigue exces-
sive de l'organe amènerait une dégénération des couleurs appartenant à un autre mode.* Il ajoute afin que *les couleurs
nommées par Buffon accidentelles, et sur lesquelles Scherffer
a donné un intéressant mémoire, appartiennent à la classe
des contrastes ou du moins suivent constamment la même loi.*
Il est visible que M. Prieur n'a point fait la distinction des
deux sortes de contrastes que j'ai établie plus haut.

73. Haüy dans son Traité de physique, a présenté un résumé
des observations de Buffon, de Scherffer, de Rumford et de
M. Prieur; mais malgré la clarté du style de l'illustre fon-
dateur de la cristallographie, il y a une obscurité qui tient
à ce qu'il n'a pas fait la distinction précédente, et cette obscurité est surtout évidente lorsqu'il rapporte les explications
que l'on a données de ces phénomènes.

74. D'après ce qui précède, on voit :

1° Que les auteurs qui ont traité du contraste des couleurs
ont décrit deux genres de phénomènes sans les distinguer
l'un de l'autre.

2° Que le P. Scherffer a donné la loi du contraste successif.

3° Que le comte de Rumford a donné la loi de la modifi-

cation qu'une bande grise placée contre une bande colorée
éprouve dans une circonstance particulière.

4° Que le P. Scherffer d'abord, et ensuite M. Prieur de
la Côte-d'Or avec plus de précision, ont donné la loi de la
modification qu'une petite étendue blanche ou colorée éprouve
de la part d'un fond d'une autre couleur sur lequel elle est
placée.

75. Mais s'il est vrai que dans cette circonstance on aper-
çoive la modification que la couleur de la petite étendue est
susceptible de recevoir de celle du fond, de la manière la plus
sensible possible, on ne peut apprécier d'un autre côté la
modification de la couleur du fond par celle de la petite étendue ; dès-lors on ne voit que la moitié des phénomènes, et
l'on est conduit à tort à penser qu'un objet coloré ne peut
être modifié par la couleur d'un autre qu'autant que celui-ci
est beaucoup plus étendu que le premier. La manière dont
j'ai disposé les objets colorés dans mes observations de contraste simultané m'a permis de démontrer,

1° Qu'il n'est pas indispensable, pour que la couleur d'un
objet modifie celle d'un autre, que le premier objet soit plus
étendu que le second, puisque mes observations ont été faites
sur des bandes égales et simplement contiguës.

2° Que l'on peut juger parfaitement des modifications que
les bandes contiguës éprouvent en les comparant à celles qui
ne se touchent pas, ce qui permet de voir le phénomène de
contraste simultané d'une manière complète, et d'en établir
la loi générale.

3° Qu'en augmentant le nombre des bandes qui ne se touchent pas ou qui sont placées de chaque côté de celles qui se
touchent, on voit, quand on est placé à une distance conve-

nable pour que l'œil embrasse les deux séries de bandes, que l'influence de l'une des bandes contiguës n'est pas limitée à la bande qu'elle touche, mais qu'elle s'étend encore à la seconde, à la troisième, etc., quoique cela soit toujours en s'affaiblissant. *Or cette influence à distance doit être remarquée* pour qu'on ait une idée juste de la généralité du phénomène.

ARTICLE X.

De la cause physiologique à laquelle on rapporte l'explication du contraste des couleurs.

76. Le P. Scherffer a donné du contraste successif une explication physiologique qui paraît satisfaisante. Elle est basée sur cette proposition, que *si un sens reçoit une double impression dont une est vive et forte, mais dont l'autre est faible, nous ne sentons point celle-ci. Cela doit avoir lieu principalement quand elles sont toutes deux d'une même espèce, ou quand une action forte d'un objet sur quelque sens est suivie d'une autre de même nature mais beaucoup plus douce et moins violente.* Appliquons ce principe à l'explication des trois expériences suivantes de contraste successif.

1re Expérience.

L'œil regarde quelque temps un petit carré blanc placé sur un fond noir.

Cessant de le regarder, il se fixe sur le fond noir, il aperçoit alors l'image d'un carré d'une étendue égale à celle du carré blanc, mais au lieu d'être plus lumineux que le fond, il est au contraire plus obscur.

Explication. La partie de la rétine sur laquelle a agi la lumière blanche du carré dans le premier temps de l'expérience, est plus fatiguée que le reste de la rétine qui n'a reçu qu'une faible impression de la part des faibles rayons réfléchis par le fond noir; dès-lors l'œil regardant le fond noir dans le second temps de l'expérience, il arrive que la faible lumière de ce fond agit plus fortement sur la partie de la rétine qui n'a pas été fatiguée que sur la partie qui l'a été, de là l'image du carré noir que voit cette partie.

2ᵉ *Expérience.*

L'œil regarde quelque temps un petit carré bleu sur un fond blanc.

Cessant de le regarder, il se fixe sur le fond blanc, il aperçoit alors l'image d'un carré orangé.

Explication. La partie de la rétine sur laquelle a agi la lumière bleue du carré dans le premier temps, étant plus fatiguée par cette couleur que le reste de la rétine, il arrive dans le second temps que la partie de la rétine fatiguée du bleu est disposée par là à recevoir une impression plus forte de l'orangé complémentaire du bleu.

3ᵉ *Expérience.*

L'œil regarde quelque temps un carré rouge sur un fond jaune.

Cessant de le regarder, il se fixe sur un fond blanc, il aperçoit l'image d'un carré vert sur un fond bleu violet.

Explication. Dans le premier temps, la partie de la rétine qui voit le rouge est fatiguée par cette couleur, tandis que celle qui voit le jaune l'est par cette dernière ; dès-lors dans le second temps la partie de la rétine qui a vu le rouge voit le vert sa complémentaire, tandis que celle qui a vu le jaune voit le bleu violet sa complémentaire.

77. Ces trois expériences ainsi que les explications qui s'y rapportent, prises dans le Mémoire du P. Scherffer, pour ainsi dire au hasard parmi un grand nombre d'autres qui y sont analogues, suffisent je crois ponr démontrer que c'est bien réellement le *contraste successif* qui a occupé spécialement cet ingénieux observateur. D'après cela on a lieu de s'étonner que Haüy en voulant faire connaître l'explication du P. Scherffer ait parlé exclusivement d'un cas du *contraste simultané*, phénomène dont ce physicien n'a traité qu'en passant, ainsi que je l'ai fait remarquer plus haut 67 : au reste, voici la manière dont Haüy s'exprime à ce sujet, en prenant pour exemple le cas où une petite bande de papier blanc est placée sur un papier rouge. « Nous pou « vons, dit-il, considérer le blancheur de cette bande comme « étant composée de vert bleuâtre et de rouge. Mais la sen « sation de la couleur rouge agissant avec beaucoup moins « de force que celle de la couleur environnante du même « genre, se trouve éclipsée par cette dernière, en sorte que « l'œil n'est sensible qu'à l'impression de la couleur verte, « qui étant comme étrangère à la couleur du fond, agit sur « l'organe avec toute son énergie (1). »

78. Quoique cette explication semble une conséquence toute naturelle du principe du P. Scherffer, cependant ce physicien ne me paraît point avoir appliqué ce principe à l'ex-

____

(1) Traité de physique, 3ᵉ édition, tom. II, pag. 272.

plication du *contraste simultané*, et le passage de son mémoire, cité plus haut (76), est bien clair. « Cela doit avoir lieu
« principalement quand elles (les impressions) sont toutes
« deux d'une même espèce, ou quand une action forte d'un
« objet sur quelque sens est *suivie* d'une autre de même na-
« ture, mais beaucoup plus douce et moins violente. »

79. Maintenant voyons la différence qu'il y a entre l'explication du *contraste successif* telle que le P. Scherffer l'a donnée, et celle que Haüy lui a attribuée pour le cas du *contraste
simultané*. Toutes les observations de contraste successif
expliquées par le P. Scherffer, présentent ce résultat que
la partie de la rétine qui dans le premier temps de l'expérience est frappée d'une couleur donnée, voit dans le second
temps la complémentaire de cette couleur, et cette nouvelle
vision est indépendante de l'étendue de l'objet coloré relativement à celle du fond sur lequel il est placé, ou plus généralement des objets qui peuvent entourer le premier.

80. Dans l'explication que Haüy attribue au P. Scherffer,
il n'en est pas de même. En effet,

1° La partie de la rétine qui voit la bande blanche placée
sur un fond rouge, la voit d'un vert bleuâtre, c'est-à-dire, de
la couleur complémentaire du fond. Or d'après les expériences
du P. Scherffer, cette partie fatiguée par de la lumière blanche
a *de la tendance à voir non du vert bleuâtre mais du noir* qui
est en quelque sorte la complémentaire du blanc.

2° Pour admettre l'explication attribuée au P. Scherffer,
il faudrait nécessairement que l'objet dont la couleur est modifiée par celle d'un autre, fût en général d'une étendue plus
petite que celle du second, car ce n'est que par cet excès
d'étendue du modificateur qu'on peut concevoir *en général*

cet excès d'action qui neutralise une partie de celle du premier objet; je dis en général, parce qu'il est des cas où l'on pourrait dire qu'une couleur beaucoup plus vive qu'une autre serait susceptible de modifier celle-ci quoiqu'elle n'occupât autour d'elle qu'un petit espace. En nous résumant, on voit la différence qu'il y a entre l'explication que le P. Scherffer a donnée du *contraste successif* et celle qu'on lui a attribuée pour le contraste simultané.

81. Si nous reprenons cette dernière explication pour en examiner la valeur, non plus dans les circonstances rapportées par les auteurs où une petite bande vue sur un fond paraît seule modifiée, mais dans celles où deux bandes d'égale étendue sont mutuellement modifiées, et le sont non-seulement quand elles se touchent, mais encore à distance ainsi que cela résulte de mes observations, nous pourrons apprécier la difficulté qu'elle présente : en effet, 1° supposons que la fig. 3 représente l'image peinte sur la rétine d'une bande rouge *r*, contiguë à une bande bleue *b*, la première prend du jaune ou perd du bleu, et la seconde prend du jaune ou perd du rouge. Or c'est la partie de la rétine où se peint l'image de la bande *r*, qui doit perdre de sa sensibilité pour le rouge, comme c'est la partie de la rétine où se peint l'image de la bande *b* qui doit perdre de sa sensibilité pour le bleu; dès-lors je n'aperçois pas comment c'est la partie *r*, qui dans la réalité perd de sa sensibilité pour le bleu, comme c'est la partie *b* qui perd de sa sensibilité pour le rouge.

2° Dans mes expériences les bandes colorées ayant une étendue égale, on ne voit plus de raison en général comme on peut en voir dans le cas où une petite bande est placée sur

un fond d'une grande étendue, pour que l'une des bandes
modifie l'autre par la plus grande fatigue qu'elle fait éprouver
à la rétine.

82. C'est sans doute parce que l'illustre auteur de la Méca-
nique céleste fut frappé des difficultés que présentait l'explication que nous examinons, qu'il en imagina une autre que
Haüy inséra dans son Traité de physique à la suite de celle
qu'il attribue au P. Scherffer; il s'agit toujours du cas où une
petite bande de papier blanc est placée sur un fond rouge. L'illustre géomètre suppose « qu'il existe dans l'œil, dit Haüy (1),
« une certaine disposition en vertu de laquelle les rayons rou-
« ges compris dans la blancheur de la petite bande, au moment
« où ils arrivent à cet organe sont comme attirés par ceux
« qui forment la couleur rouge prédominante du fond, en
« sorte que les deux impressions n'en font plus qu'une, et
« que celle de la couleur verte se trouve en liberté d'agir
« comme si elle était seule. Suivant cette manière de conce-
« voir les choses, la sensation du rouge décompose celle de
« la blancheur, et tandis que les actions des rayons homo-
« gènes s'unissent ensemble, l'action des rayons hétérogènes
« qui se trouve dégagée de la combinaison produit son effet
« séparément. »

83. Je ne combattrai cette explication qu'en faisant remarquer qu'elle admet implicitement comme une nécessité que la
couleur qui modifie occupe une étendue plus grande que la
couleur qui est modifiée : il est probable qu'elle n'eût point été
donnée si on eût présenté à son illustre auteur la véritable
explication du P. Scherffer du contraste successif, et qu'au
lieu de lui citer une expérience de contraste simultané qui

---

(1) Traité de physique, 3ᵉ édition, tome II, page 272.

ne permet de voir que la moitié du phénomène, on lui en
.eût cité une dans laquelle ce sont des surfaces *différemment*
colorées et d'égale étendue qui se modifient mutuellement
lors même qu'elles ne se touchent pas.

84. Après avoir fait sentir l'insuffisance des explications
qu'on a données du *contraste simultané*, il me reste à parler des
rapports qui me paraissent exister entre l'organe de la vision
et ce phénomène observé dans les circonstances où je l'ai
étudié. Tous les auteurs qui ont traité des couleurs accidentelles s'accordent à les regarder comme étant le résultat d'une
fatigue de l'œil : si c'est incontestable pour le *contraste suc-*
cessif, je ne pense pas que cela le soit pour le *contraste si-*
multané, car en disposant des bandes colorées comme je l'ai
fait, dès qu'on est parvenu à les voir toutes les quatre ensemble, les couleurs sont vues modifiées avant qu'on éprouve
la moindre fatigue, quoique je reconnaisse qu'il faut souvent quelques secondes pour bien apercevoir leurs modifications. Mais ce *temps* n'est-il pas nécessaire, comme l'est celui
qu'on donne à l'exercice de chacun de nos sens lorsque nous
voulons nous rendre un compte exact de la perception d'une
sensation qui les affecte ? Il y a d'ailleurs une circonstance qui
explique dans bien des cas la nécessité de ce *temps*. C'est l'influence de la lumière blanche réfléchie par la surface modifiée
qui est quelquefois assez vive pour affaiblir beaucoup le résultat
de la modification, et la plupart des précautions que l'on a pro-
posées pour apercevoir les couleurs accidentelles du contraste
simultané, ont pour objet de diminuer l'influence de cette
lumière blanche. C'est encore pour cette raison que les surfaces grises et noires qui sont contiguës à des surfaces de couleurs très-franches, telles que le bleu, le rouge, le jaune, sont
modifiées par ce voisinage plus que ne le serait une surface

blanche. Voici, au reste, une expérience que le hasard m'a présentée, et qui fera bien comprendre ma pensée. Une écriture d'un gris pâle qui avait été tracée sur un papier de couleur, me fut remise lorsque le jour commençait à baisser : en jetant les yeux dessus, je ne pus distinguer aucune lettre, mais après quelques instants je parvins à lire l'écriture qui me parut alors avoir été tracée avec une encre de la couleur complémentaire de celle du fond. Or, je demande si dans ce moment où la vision était distincte, ma vue était plus fatiguée que dans celui où je jetai les yeux sur le papier sans qu'il me fût possible de distinguer les lettres qui s'y trouvaient, et de les voir de la couleur complémentaire du fond?

85. Je conclus, en définitive de mes observations, que toutes les fois que l'œil voit simultanément deux objets différemment colorés, ce qu'il y a d'analogue dans la sensation des deux couleurs éprouve un tel affaiblissement, que ce qu'il y a de différent devient plus sensible dans l'impression simultanée de ces deux couleurs sur la rétine.

§ II.

Applications.

86. Il suffit d'avoir énoncé les observations précédentes et la loi qui leur donne une si grande simplification en les généralisant, pour que le lecteur pressente toutes les applications dont elles sont susceptibles, soit qu'il s'agisse d'assortir des objets colorés pour produire un effet déterminé, soit qu'il s'agisse de juger des couleurs d'étoffes teintes relativement à leur effet sur l'œil et sans avoir égard à leur solidité. Obligé de me borner à quelques exemples, je citerai les suivants.

ARTICLE Ier.

Applications à l'art du tapissier.

<hr>

Ire APPLICATION. — ASSORTIR DES FILS COLORÉS POUR IMITER LES COULEURS D'UN TABLEAU.

Ier *Exemple.*

87. Un peintre a fait dans un tableau deux bandes colorées l'une en rouge et l'autre en bleu ; elles se touchent, de sorte que le phénomène du contraste des deux couleurs juxtaposées aurait eu lieu, s'il n'avait soutenu par du bleu le rouge voisin de la bande bleue, et si dans celle-ci il n'avait soutenu par du rouge ou du violet le bleu voisin de la bande rouge.

88. Un tapissier veut imiter les deux bandes dont nous parlons : s'il ignore la loi du contraste des couleurs, il ne manquera pas, après avoir choisi des laines ou des soies convenables pour imiter le modèle qu'il a sous les yeux, de faire deux bandes qui présenteront le phénomène du contraste, par la raison qu'il aura choisi des laines ou des soies d'un seul bleu et d'un seul rouge, pour imiter des bandes que le peintre n'est parvenu à faire de deux couleurs, dont chacune est homogène à l'œil dans toute son étendue, que par un artifice qu'on ne peut deviner lorsqu'on ignore la loi du contraste.

89. Supposons que le peintre, au lieu d'avoir fait les deux bandes de couleurs homogènes à l'œil, les ait faites avec du rouge et du bleu non mélangés sur les bords contigus, les couleurs contrasteront certainement. Si le tapissier ignore la loi de ce phénomène, il ne manquera pas pour imiter son mo-

dèle, de mêler du jaune ou de l'orangé à son rouge, et du jaune ou du vert à son bleu dans les parties des bandes qui se touchent, et dès-lors l'effet du contraste sera plus ou moins exagéré, puisqu'on aurait obtenu l'effet du tableau en travaillant des couleurs homogènes.

$$2^e \; Exemple.$$

90. Qu'un papier $a\,b$, fig. 4, divisé en 10 zones égales, reçoive d'abord une teinte uniforme d'une couleur quelconque, par exemple une teinte d'encre de la Chine; que les zones 2, 3, 4, 5, 6, 7, 8, 9, 10 en reçoivent une seconde également uniforme; que les zones 3, 4, 5, 6, 7, 8, 9, 10 en reçoivent une troisième et ainsi de suite, on aura 10 zones de plus en plus foncées en partant de la première. Mais le phénomène remarquable, c'est que chaque zone présentera au moins deux nuances, à cause du contraste produit par contiguité; par exemple en commençant par la première, le bord $b\,b$ de cette zone contigu au bord $a'a'$ de la zone 2, paraîtra plus clair que le bord $a\,a$, dès-lors on devra distinguer deux nuances dans la zone 1, et ainsi des autres. Mais il est possible qu'on distingue un plus grand nombre, surtout dans les zones intermédiaires 2......9, si elles ont une largeur suffisante; par la raison que leurs bords $a'a'$, $a''a''$..... étant plus clairs, et les bords $b'b'$, $b''b''$ plus foncés que ne l'est le ton de chaque zone, à cause du contraste, le milieu des zones moins affecté que leurs bords doit présenter une troisième teinte. Mais il est clair que les trois teintes, ou les deux teintes, s'il n'y en a que deux, que chaque zone présente, ne sont pas brusquement terminées, mais fondues l'une dans l'autre.

91. Supposons qu'un tapissier copie le modèle que nous ve-

nons de composer, s'il ignore l'effet du contraste des zones contiguës, il en exagérera l'effet dans sa tapisserie, parce qu'au lieu de n'employer que 10 nuances d'une même couleur, il en emploiera au moins vingt.

92. Ces exemples font connaître mieux que tous les raisonnements, la différence fondamentale qu'il y a entre l'emploi des couleurs en peinture, et l'emploi des couleurs en tapisserie. Le peintre peut ignorer jusqu'à un certain point la loi du *contraste simultané*, parce que s'il produit un effet dépendant de ce phénomène dont il ne soit pas satisfait, il a sur sa palette le moyen de le détruire ou de l'augmenter. Le tapissier n'a pas cette ressource ; il ne peut revenir sur les couleurs qu'il a placées qu'en défaisant son ouvrage : conséquemment pour éviter cet inconvénient, il doit connaître assez bien la loi du contraste pour juger de l'effet que les fils colorés qu'il emploie à imiter une certaine partie de son modèle, recevront des couleurs voisines, autrement il lui sera impossible de reproduire fidèlement le tableau qu'il a sous les yeux.

2ᵉ APPLICATION. — TRAVAIL DU NOIR AVEC LE BLEU, LE VIOLET.

93. Les observations de l'article V, § 1, apprennent au tapissier, qu'il est des couleurs comme le jaune, l'orangé, qu'on peut travailler avec le noir sans en affaiblir l'intensité ; tandis qu'il en est d'autres comme le bleu, l'indigo, le violet, qui en lui donnant une couleur jaunâtre, verdâtre ou olivâtre, produisent l'effet contraire. Par conséquent lorsqu'on veut faire des ombres dans des draperies bleues

7

ou violettes, il faut éviter de faire contraster le bleu ou le violet avec le noir; et l'on peut y parvenir de plusieurs manières que je ne peux indiquer ici.

ARTICLE II.

Appplications à l'art d'imprimer des dessins sur des étoffes colorées ou sur des papiers peints, et des encres de couleur sur des papiers colorés.

94. Dans ces applications, je fais abstraction de l'action chimique qu'il peut y avoir entre la matière des étoffes colorées ou du papier peint, et celle des substances colorantes qu'on imprime dessus; je me borne à l'effet optique.

95. Plusieurs personnes ayant donné à imprimer des étoffes de laine pour meubles et pour manteaux de femme, ont eu des contestations avec l'imprimeur au sujet des dessins qui n'étaient point de la couleur qu'elles avaient demandée. Appelé comme arbitre dans plusieurs affaires de ce genre, je me suis assuré que les plaintes avaient pour cause les effets du contraste de la couleur des dessins avec celle du fond, et que si l'imprimeur était répréhensible, ce n'était pas d'avoir imprimé une autre couleur que celle qu'on voulait, mais bien de n'avoir pas prévenu de l'effet qui résulterait du contraste des couleurs dont l'une servirait de fond à l'autre.

Exemples.

1. Lorsqu'on imprime des dessins noirs sur des fonds rouges, cramoisis, amarantes, ils paraissent verts, la couleur verte complémentaire du fond s'ajoutant au noir (48).

2. Par la même raison, le noir imprimé sur des étoffes violettes ou d'un vert foncé, perd toute sa vigueur.

96. Le moyen que j'ai employé pour démontrer, dans les cas où j'ai été appelé à prononcer comme arbitre, que les dessins qui ne paraissaient pas noirs l'étaient réellement, est bien simple, il consiste à découper un morceau de papier blanc de manière qu'il couvre le fond et ne laisse voir que le dessin.

97. Des difficultés analogues ont eu lieu dans des fabriques de papiers peints où l'on avait demandé des dessins d'un gris légèrement jaunâtre sur un fond vert. Ces dessins qui étaient bien réellement gris, une fois imprimés parurent roses à cause de la couleur complémentaire du fond. S'ils eussent été sur un fond rose, ils auraient paru verts toujours par la même raison.

98. Enfin lorsqu'on veut imprimer des caractères d'écriture sur du papier de couleur, la règle à suivre est que la couleur du fond soit complémentaire de celle de l'encre. Ainsi sur un papier jaune il faut de l'encre violette, et sur un papier violet de l'encre jaune; sur un papier vert il faut de l'encre rouge, et sur un papier rouge de l'encre verte; sur un papier bleu il faut de l'encre orangée, et sur un papier orangé de l'encre bleue.

ARTICLE III.

Applications à l'assortiment des étoffes au bois des meubles.

99. Parmi les nombreuses applications de la loi du contraste simultané à l'art du tapissier décorateur, il en est une que je prendrai pour exemple parce qu'elle est souvent négligée;

je veux parler de l'assortiment des étoffes aux bois de luxe
destinés pour meubles, tels que fauteuils, canapés, etc. Le
principe à suivre pour faire l'assortiment du plus bel effet
est de choisir *des étoffes violettes ou bleues pour les bois jaunes*
comme ceux de citron, de racine de frêne ; des étoffes vertes
ou jaunes pour les bois rouges comme celui d'acajou. Il faut
donc que la couleur de l'étoffe soit aussi différente que possible de celle qu'on recherche dans le bois.

100. Beaucoup de personnes préfèrent à cause de la stabilité à la lumière, le cramoisi à toute autre couleur, même
sur l'acajou. Si cet assortiment est contraire au principe, il
y a cependant des moyens d'en diminuer le mauvais effet ;
c'est d'éviter la contiguité du cramoisi avec l'acajou au moyen
d'une large bordure verte ou noire, soit en galon, soit im-
primée. Le tapissier borde souvent encore le cramoisi soit
avec un galon d'or qu'il fixe avec des clous dorés, soit avec un
galon de soie jaune ; si ces bordures n'ont pas l'avantage d'être
complémentaires, elles ont un brillant qui plaît à beaucoup
de personnes. Mais il est un assortiment qu'on ne doit jamais
faire, c'est celui des étoffes d'un rouge-jaune tel qu'écarlate,
couleur de feu, nacarat, avec l'acajou ; car leur vivacité est
telle qu'elles enlèvent à ce bois la couleur rouge qui le fait
rechercher, de sorte qu'alors il ressemble à du chêne ou à
du noyer.

ARTICLE IV.

Applications à la peinture des tableaux en général et à celle des modèles de tapisseries et de tapis en particulier.

101. Il y a, comme tout le monde sait, deux systèmes de peinture, le système des *teintes plates* et celui du *clair obscur*. Dans le premier les couleurs ne sont pas nuancées, ni fondues les unes dans les autres, ni modifiées par des reflets comme elles le sont dans le second. La perspective est réduite, dans les tableaux à teintes plates, à l'observation de la perspective linéaire, à l'emploi des couleurs vives dans les premiers plans et à celui des couleurs pâles ou grises dans les derniers. Si le choix des couleurs contiguës a été fait conformément à la loi du contraste simultané, l'effet de la couleur sera plus grand que si l'on eût peint d'après le système du clair-obscur. Lors donc qu'on admire la beauté des couleurs de ces peintures *à teintes plates* qui viennent de la Chine, il faut, si on veut les comparer aux nôtres, tenir compte du système qu'on a suivi, autrement on porterait un jugement faux en comparant des tableaux exécutés d'après des systèmes différents.

102. Si le système des teintes plates est le plus favorable à la vivacité des couleurs, c'est un motif pour que le peintre qui suit le système du clair-obscur, se pénètre bien des ressources que lui offre l'application de la loi du contraste simultané. Il doit multiplier, autant que son sujet le comporte, les draperies de diverses couleurs ; s'il ne le peut pas, il doit en

faire ressortir la couleur par des reflets bien choisis et habilement ménagés : par exemple, des reflets verts ou jaunes font ressortir une draperie bleue ; des reflets jaunes ou orangés font ressortir une draperie pourpre ou violette ; des reflets pourpres font ressortir une draperie écarlate. Pour faire ressortir la fraîcheur des carnations, il évitera le contact de draperies jaunes ou orangées, ainsi que les fonds de cette couleur. Il évitera la faute des peintres décorateurs qui emploient le rose ou un amarante léger pour faire le fond des loges d'une salle de spectacle, puisque ces couleurs ont le grave inconvénient de donner à la peau une teinte verdâtre.

103. Avant de parler des qualités que les modèles de tapisserie doivent avoir pour que les ouvrages qu'on exécutera d'après eux, approchent autant que possible de la perfection, il faut fixer ce qu'il y a de spécial dans l'imitation qui est propre à ce genre de travail. Le tapissier imite les objets avec des fils colorés d'un diamètre fini. Ces fils appliqués autour des fils de la chaîne, offrent aux regards une surface qui n'est point unie, mais creusée de sillons dont les uns parallèles à la chaîne sont plus profonds que les autres qui y sont perpendiculaires ; l'effet de ces sillons revient à celui que produirait sur un tableau un système de lignes obscures qui se couperaient à angle droit. Il y a donc ces différences entre une tapisserie et un tableau, 1° que celle-là ne présente jamais ces couleurs fondues que le peintre obtient si aisément en mélangeant ou divisant ses couleurs à l'infini au moyen d'un excipient liquide plus ou moins visqueux ; 2° que la symétrie et l'uniformité des sillons de la tapisserie s'opposent à ce que les lumières soient aussi vives et les ombres aussi vigoureuses qu'elles le sont dans un ta-

bleau ; car si les sillons obscurcissent les clairs, les parties saillantes des fils qui sont dans les ombres ont l'inconvénient d'affaiblir celles-ci par la lumière qu'elles réfléchissent. Ajoutons que le peintre a encore des ressources pour augmenter la vivacité des lumières et la vigueur des ombres, qui manquent tout-à-fait au tapissier : par exemple, il oppose des couleurs empâtées opaques à des couleurs glacées. Il modifie un objet d'une couleur uniforme en faisant varier l'épaisseur de la couche de peinture qu'il met sur la toile, ainsi que la direction des coups de pinceau. S'il était possible de faire de la mosaïque avec des éléments aussi déliés et aussi serrés que le sont les fils des tapisseries des Gobelins, un pareil ouvrage se placerait entre le tableau peint à l'huile et la tapisserie; il ressemblerait à celle-ci parce qu'il résulterait de la juxtaposition d'éléments colorés d'une étendue appréciable, et il se rapprocherait du tableau par une surface unie et rendue brillante au moyen du poli ; en outre l'opposition d'éléments opaques et d'éléments vitreux rappellerait celle des couleurs opaques et des couleurs glacées de la peinture à l'huile.

104. De cet état de choses, je conclus que pour élever autant que possible la tapisserie près de la peinture, il faut 1° qu'elle représente des objets d'une telle grandeur que le point où le spectateur doit être placé pour les bien voir, ne permette pas de distinguer les éléments colorés les uns des autres, ainsi que les sillons qui les séparent ; 2° que les couleurs soient les plus vives et les plus contrastées possibles.

105. Il est clair maintenant que pour des modèles de tapisserie, il ne suffira pas d'un dessin correct, de formes élégantes, mais qu'il faudra de grands objets, des figures plutôt dra-

pées que nues, des vêtements chargés d'ornements plutôt
que simples et unis; enfin des couleurs variées aussi franches
et aussi contrastées que possible.

106. Quoique les règles qui viennent d'être tracées soient
applicables en beaucoup de points aux modèles de tapisserie
pour meuble, façon de Beauvais, et aux modèles pour tapis,
cependant il n'est pas inutile de faire quelques remarques
relatives au choix des couleurs, au nombre des tons d'une
même gamme que l'on peut employer, et au choix des sujets
qu'on veut représenter.

107. Dans les modèles de tapisserie pour meubles, on néglige
trop souvent l'opposition des fonds avec la couleur dominante des sujets qu'on y place; par exemple, s'agit-il d'un
fond cramoisi orné d'une guirlande de fleurs, il faut que les
fleurs bleues, jaunes, blanches en composent la plus grande
partie; si on y place des fleurs rouges, celles-ci doivent tirer
sur l'orangé plutôt que sur le pourpre; enfin des feuilles vertes
contiguës au fond concourent à la beauté de l'ensemble. S'il
s'agit d'un fond verdâtre ou feuille morte, les fleurs roses
et rouges doivent au contraire dominer sur les autres.

108. Dans un modèle de tapis façon de la Savonnerie, la
grandeur des ornements doit être en proportion avec son étendue; en outre il faut avoir égard aux parties qui seront cachées
par des meubles, afin de satisfaire à cette condition qu'un
trophée ou tout autre objet composé de diverses parties dis-
tinctes sous le rapport du dessin et de la couleur, se présente au spectateur dans son ensemble lorsque le tapis
sera en place. Dans un grand tapis, des contrastes multipliés
entre les diverses masses de couleurs sont indispensables à
l'effet. Dans un tapis de médiocre grandeur, il ne faut pas

de grands trophées, de grands ornements, des parties trop étendues d'une couleur uniforme. Dans un tapis de petite dimension, il faut préférer les dessins des tapis de l'Orient à tout sujet qui rappellerait trop *le tableau :* et c'est le cas de remarquer combien les palmes, les zones droites ou ondulées, les dessins points de Hongrie, où le jaune est opposé au violet, l'orangé au bleu, le rouge au vert, etc. produisent d'effet.

109. Enfin pour des modèles de tapisseries et de tapis où l'on ne veut point atteindre à l'effet des tapisseries pour meubles de Beauvais et à celui des tapis de la Savonnerie, des gammes composées seulement de quatre ou cinq tons seront bien suffisantes pour produire encore de très-beaux effets, quand les choix des couleurs contiguës auront été faits avec discernement.

ARTICLE V.

Applications aux vitraux colorés des grandes églises gothiques.

110. Examinons d'après les idées précédentes ce que sont les verres colorés, lorsqu'ils concourent si puissamment avec l'architecture pour donner aux vastes églises gothiques l'harmonie que ne peuvent méconnaître tous ceux qui y pénètrent, après avoir admiré la variété et la hardiesse de leurs ornements extérieurs, et qui mettent ces monuments au nombre des objets de l'art qui frappent le plus par la grandeur, par la subordination de leurs différentes parties, et enfin par le rapport intime qu'ils ont avec leur destination. Les vitraux de couleur des églises gothiques en interceptant

la lumière blanche qui donnerait un jour trop vif, et moins propre au recueillement que ne l'est la lumière colorée qu'ils transmettent, ont cependant le plus bel éclat. Si on en recherche les causes, on les trouvera non-seulement dans le contraste de leurs couleurs si heureusement opposées, mais encore dans le contraste même de leur transparence avec l'opacité des murs qui les entourent et des plombs qui les joignent les uns aux autres. Les impressions produites sur l'œil, en vertu de cette double cause, sont d'autant plus vives qu'on les ressent et plus souvent et plus long-temps chaque fois.

111. Les fenêtres de l'église gothique sont en général ou circulaires ou cintrées du haut et à côtés verticaux. Les vitraux des premières représentent ordinairement de grandes rosaces où le jaune, le violet, le bleu, l'orangé, le rouge et le vert semblent jaillir des pierres fines les plus précieuses. Les vitraux des secondes représentent presque toujours, au milieu d'une bordure ou d'un fond analogue aux vitraux-rosaces, une figure de saint en parfaite harmonie avec celles qui se détachent en relief autour des portails de l'édifice, et ces dernières figures pour être appréciées à leur valeur doivent être jugées comme *parties d'un ensemble* et non comme une statue grecque qui est destinée à être vue isolément de tous les côtés.

112. Les verres qui composent les diverses parties d'une figure humaine sont de deux sortes : *les uns ont été peints sur leurs faces* avec des préparations qu'on a ensuite vitrifiées ; *les autres ont été fondus avec la matière même qui les colore :* en général les premiers entrent dans la composition des parties nues de la figure, comme le visage, les mains, les

pieds ; et les seconds entrent dans celle des draperies ; tous ces verres sont réunis par des bandes de plomb. Ce qui m'a frappé dans les vitraux à figure humaine du plus bel effet, c'est l'observation exacte des rapports de la grandeur des figures et de l'intensité de la lumière qui les rend visibles, avec la distance où le spectateur est placé ; distance telle que les lames de plomb qui circonscrivent chaque pièce de verre, ne paraissent plus qu'une ligne ou une zone noire de peu de largeur.

113. Il n'est pas nécessaire pour l'effet de l'ensemble que les *verres peints*, vus de près, présentent des hachures fines, un pointillé soigné, des teintes fondues, car ils doivent composer avec les verres colorés pour draperies, un système qui se rapporte à la peinture à teintes plates : et certes on ne peut douter qu'une peinture sur verre exécutée complètement d'après le système du clair-obscur, aurait ce désavantage sur l'autre, sans parler du prix de l'exécution, que le fini des détails disparaîtrait tout-à-fait à la distance où se trouve placé le spectateur, et que la vision de l'ensemble serait moins distincte ; *or la première condition que doit remplir tout objet d'art destiné à parler aux yeux, est qu'il s'y présente sans confusion et le plus distinctement possible.* Ajoutons que des peintures sur verre exécutées d'après la méthode du clair-obscur, ne se prêtent point à recevoir ces bordures ou ces fonds à vitraux-rosaces (111) qui sont d'un si bel effet de couleur ; qu'elles ont moins d'éclat, de limpidité que les verres dans lesquels la matière colorante a été incorporée au moyen de la liquéfaction ignée (112), et enfin quelles sont moins susceptibles de résister aux injures du temps.

114. La variété des couleurs dans les vitraux est si nécessaire

pour qu'ils produisent le plus grand effet possible, que ceux qui représentent des figures entièrement nues, des édifices, en un mot des objets étendus d'une couleur uniforme, quelle que soit d'ailleurs la perfection de l'exécution sous le rapport du fini et de la vérité de l'imitation, seront d'un effet inférieur à celui des vitraux composés de pièces de couleurs variées et heureusement opposées.

115. Je conclus donc qu'il faut rapporter les causes des beaux effets des vitraux colorés des grandes églises gothiques,

1° A ce qu'ils présentent un dessin très-simple, dont les diverses parties bien circonscrites peuvent être vues sans confusion à une grande distance ;

2° A ce qu'ils offrent un ensemble de parties colorées, distribuées avec une sorte de symétrie et qui sont en même temps vivement contrastées, non-seulement entre elles, mais encore avec les parties opaques qui les circonscrivent.

ARTICLE VI.

Applications à la distribution des fleurs dans les jardins.

116. Parmi les plaisirs que la culture des plantes d'agrément présente, il en est peu d'aussi vifs que le spectacle de cette multitude de fleurs si variées dans leurs couleurs, leur forme, leur grandeur et leur disposition sur la tige qui les porte. C'est probablement parce qu'on les admire individuellement, parce qu'on s'y attache en raison des soins qu'elles ont coûtés, que jusqu'ici on a négligé généralement de les disposer de manière à leur faire produire sur l'œil qui les voit, non plus isolément, mais ensemble, le plus bel effet possible. Ainsi

rien n'est plus fréquent que le défaut de proportion qu'on remarque dans la répartion des fleurs d'une même couleur dans un jardin. Tantôt la vue n'est frappée que du bleu ou du blanc, tantôt elle est éblouie par du jaune répandu profusément : enfin le mauvais effet d'une couleur dominante peut être augmenté encore lorsque les fleurs qui la présentent, ont des teintes qui appartiennent à des gammes voisines, mais cependant différentes. Par exemple, au printemps, on verra la doronic d'un jaune brillant à côté du narcisse d'un jaune pâle ; en automne, l'œillet d'Inde à côté de la rose d'Inde et des soleils ; on verra des dahlias de différents rouges groupés ensemble, etc., etc. De pareils rapprochements causent à un œil exercé à saisir les effets du contraste des couleurs, des sensations tout aussi désagréables que le sont celles qu'éprouve le musicien dont l'oreille est frappée par des sons discordants.

117. La règle principale à observer dans l'arrangement des fleurs, est de placer les fleurs bleues à côté des fleurs orangées, les fleurs violettes à côté des fleurs jaunes; quant aux fleurs rouges et roses, elles ne se montrent jamais avec autant d'avantages que lorsqu'on les voit entourées de verdure et de fleurs blanches : celles-ci doivent encore être interposées entre des groupes formés de fleurs bleues et orangées, de fleurs violettes et jaunes. Et certes si la vue d'un massif de fleurs blanches est de peu d'effet, on ne peut se refuser à considérer ces mêmes fleurs comme indispensables à l'ornement des jardins, une fois qu'on les a vues distribuées convenablement entre des groupes de fleurs dont les couleurs sont assorties d'après la loi de contraste; et il y a plus, c'est que si l'on cherche soi-même, dans le cours de l'année horticulturale, à mettre en pratique les préceptes dont nous par-

lons, on remarquera qu'il est des époques où les fleurs blanches ne sont point généralement assez multipliées par la culture pour qu'on tire le meilleur parti possible de la flore de nos jardins. J'ajouterai encore que les plantes dont on fait contraster les fleurs doivent être de la même grandeur, et que dans beaucoup de cas la couleur du sable des allées et celle de la terre même où les plantes sont fixées sont susceptibles de concourir à l'effet général.

118. En énonçant la règle précédente, je ne prétend pas affirmer que des arrangements de couleurs différents de ceux qu'elle comprend ne flatteront pas l'œil; mais je veux dire qu'en y étant fidèle on sera *toujours sûr* de ne produire que des assemblages avoués par le goût, tandis qu'on n'aurait pas la même certitude de succès en faisant d'autres arrangements. C'est, au reste, un point sur lequel je reviendrai plus bas.

119. Je réserve pour un travail particulier le nom des plantes qui, fleurissant dans le même temps, sont susceptibles d'être groupées ensemble, ainsi que des détails d'exécution qui seraient déplacés dans ce Mémoire. Mais je dois répondre à l'objection qu'on pourrait m'adresser, *que le vert des feuilles qui sert pour ainsi dire de fond aux fleurs, détruit l'effet du contraste de ces dernières.* Il n'en est point ainsi, et pour s'en convaincre, il suffit de fixer sur un écran de soie verte deux sortes de fleurs conformément à l'arrangement des bandes colorées (fig. 1 et 2), et de les regarder à la distance d'une dizaine de pas. Au reste, cela est tout simple : dès que l'œil voit distinctement et simultanément deux couleurs, son attention étant fixée sur elles, les objets environnants, surtout quand ils sont sur un plan reculé, que leur couleur est sombre

et qu'ils se présentent eux-mêmes d'une manière confuse, ne lui font éprouver que de faibles impressions.

ARTICLE VII.

Applications à la couleur des vétements.

120. Il est un fait qui a été remarqué par beaucoup de personnes, c'est qu'un habit d'uniforme composé de draps de diverses couleurs, se porte bien plus long-temps, quoique usé, qu'un habit d'une seule couleur, lors même que celui-ci serait d'un drap identique à un de ceux qui composent le premier. La loi du contraste en explique parfaitement la raison.

121. Supposons un uniforme de deux couleurs dont l'une est complémentaire de l'autre, comme le rouge et le vert, l'orangé et le bleu, le jaune et le violet : ces couleurs se rehaussant mutuellement, seront d'un excellent effet et à stabilité égale; elles présenteront plus d'avantages pour se maintenir belles malgré les agents atmosphériques qu'aucun autre système binaire de couleur.

122. Dans l'uniforme bleu et jaune, le bleu donne au jaune une teinte orangée qui en rehausse l'éclat malgré la tendance qu'il a, comme couleur foncée, à le faire paraître plus clair : à son tour le jaune donne au bleu un œil violeté qui l'embellit. Si le bleu du drap avait une teinte verdâtre désagréable, celle-ci serait neutralisée.

123. D'un autre côté, les taches seront toujours moins visibles sur un habit de diverses couleurs que sur un habit d'une seule, parce qu'il existe en général un contraste plus grand entre les diverses parties du premier habit qu'entre la tache

et la couleur qui y est contiguë; or cette différence rend moins sensible à l'œil l'effet de cette tache.

124. C'est encore par la même raison qu'un habit, un gilet et un pantalon d'une même couleur, ne peuvent être portés ensemble avec avantage, que quand ils sont neufs; car dès que l'un d'eux a perdu de sa fraîcheur pour avoir été porté plus que les autres, la différence augmentera par le contraste. Par exemple un pantalon noir neuf, mis avec un habit et un gilet de même couleur, mais vieux et un peu roux, fera ressortir cette dernière teinte, en même temps que le noir du pantalon paraîtra plus brillant. Un pantalon blanc ou même d'un gris léger produirait un effet contraire. On voit, d'après cela, qu'il est avantageux de donner aux soldats un pantalon d'hiver qui ne soit pas de la couleur de l'habit qu'ils portent toute l'année. On voit encore pourquoi le pantalon blanc est si avantageux avec l'habit bleu, et généralement avec tout habit de couleur foncée.

Article VIII.

Applications au jugement que l'on porte des couleurs des étoffes teintes abstraction faite de leur solidité.

125. Lorsqu'il s'agit de juger la couleur d'une étoffe sous le rapport de l'éclat, il faut absolument l'isoler de la vue de couleurs qui pourraient avoir sur elle quelque influence de contraste : mais d'un autre côté, comme on ne peut juger deux échantillons d'étoffes d'une même couleur qu'en les comparant ensemble, il faut, pour les bien apprécier, tenir compte du phénomène de contraste qui peut se produire si les deux

échantillons ne sont pas absolument identiques sous le rapport de la couleur et de la hauteur du ton.

1re *Application.*

126. Qu'il s'agisse de deux échantillons qu'on rapporte à une même couleur, comme deux bleus, deux rouges; si le bleu ou le rouge des échantillons que l'on compare ensemble n'est pas identique dans les deux, il faudra tenir compte du contraste qui en exagérera la différence : ainsi que l'un des bleus soit verdâtre, il fera paraître l'autre moins verdâtre ou plus indigo et même plus violet qu'il ne l'est réellement, et réciproquement le premier paraîtra plus vert qu'on ne le verrait isolément. De même pour les rouges, si l'un est plus orangé que l'autre, celui-ci paraîtra plus pourpre et le premier plus orangé qu'ils ne le sont.

2e *Application.*

127. Puisque le contraste des couleurs qui ne sont pas analogues tend à les embellir en les épurant l'une par l'autre, il est clair que toutes les fois qu'on voudra porter un jugement exact sur la beauté des couleurs de tapis, de tapisseries, de peintures, il faudra tenir compte du dessin et de la manière dont les couleurs sont nuancées, si les objets comparés ne sont pas la représentation exacte d'un même sujet : en effet, toutes choses égales d'ailleurs, les mêmes couleurs non nuancées disposées en zones rapprochées, paraîtront certainement plus belles que si chacune était vue isolément dans un fond qui ne produirait qu'une

seule impression sur l'œil. Des couleurs formant des palmes comme celles des châles de l'Orient, des dessins comme ceux des tapis de Turquie, seront d'un plus bel effet que si elles étaient nuancées, fondues comme elles le sont en général dans nos peintures. Conséquemment si on voulait, par exemple, comparer une zone de couleur amarante d'un châle oriental à zones de diverses couleurs avec le fond amarante d'un châle français, il faudrait détruire le contraste des couleurs qui avoisinent la zone amarante, en les cachant au moyen d'un papier gris découpé qui ne laisserait voir que cette zone. Bien entendu qu'un papier découpé semblable au premier, serait placé sur le fond, afin que les parties comparées fussent soumises à la même influence de la part des objets environnants.

128. Le même moyen doit être employé lorsqu'il s'agit de comparer des couleurs d'anciennes tapisseries avec des couleurs récemment faites, et voici pourquoi. Le temps agit très-inégalement, non-seulement sur les diverses sortes de couleurs qui sont appliquées sur des étoffes, mais encore sur les tons ou nuances d'une même gamme. Ainsi des nuances foncées de certaines couleurs s'effacent, telles sont les violets en général, tandis que les bleus foncés d'indigo, les rouges foncés de garance, de kermès, de cochenille résistent. En second lieu, les tons clairs d'une même gamme s'évanouissent dans un temps qui n'a pas d'influence sensible pour en altérer les tons foncés. Dès-lors les couleurs qui ont résisté davantage à l'action destructive du temps, étant plus isolées les unes des autres, plus foncées et moins fondues, paraissent par-là même avoir plus d'éclat, que si elles étaient disposées autrement.

3e *Application.*

129. Lorsqu'on jette les yeux sur l'ensemble des tons de la plupart des gammes dont on fait usage dans les manufactures de tapisseries et de tapis, le phénomène du contraste exagère la différence de couleur qu'on remarque dans une même gamme entre les tons extrêmes et ceux du milieu. Par exemple dans la gamme du bleu indigo sur soie, les clairs sont verdâtres et les bruns violâtres, tandis que les tons intermédiaires sont bleus. Or la différence du verdâtre au violâtre dans les extrêmes, se trouve augmentée par l'effet du contraste. Il en est de même dans la gamme du jaune, les tons clairs paraissent plus verdâtres, et les bruns plus rougeâtres qu'ils ne le sont réellement.

4e *Application.*

130. Le contraste qui augmente la différence du blanc et du noir, vus simultanément l'un à côté de l'autre, produit un effet analogue sur les différents tons d'une même gamme. C'est ce qu'on pouvait déduire de l'observation rapportée plus haut (90), au sujet d'une série de 10 zones, qui, vues isolément, sont d'une teinte uniforme, et qui cessent de le paraître lorsqu'elles sont contiguës les unes aux autres. Au reste, l'épreuve suivante le démontre directement. Supposons que dans une série de tons bleus désignés par les nombres 1, 2, 3, 4, 5, 6, etc., etc., en commençant par les clairs, on place le ton 2 entre 3 et 4, le bleu de 2 s'affaiblira tellement qu'il pourra paraître égal au ton 1. Ce résultat donne le moyen d'apprécier plus sûrement qu'on ne le ferait autrement, si les tons d'une gamme suffisamment nombreux sont

à la même distance les uns des autres. En effet, si le ton 2, mis entre 3 et 4, paraît égal à 1, il s'ensuivra, si les tons sont équidistants, que 3 mis entre 4 et 5, paraîtra égal à 2, que 4 mis entre 5 et 6, paraîtra égal à 3, et ainsi des autres. Si les tons étaient trop rapprochés pour présenter ce résultat, il faudrait les avancer successivement, non pas d'une place, mais de deux ou de trois.

131. Ce moyen de juger de l'égalité de distance entre des tons d'une même gamme, est fondé sur ce qu'il est plus facile de constater une égalité de nuance, que d'estimer la distance qui sépare les divers tons d'une gamme, lorsqu'on les observe à la place qu'ils doivent occuper d'après l'intensité respective de leur couleur.

Résumé et quelques considérations générales.

132. Ce qui distingue essentiellement les observations que j'ai exposées dans la première partie de ce Mémoire de celles qui ont été faites auparavant, c'est la démonstration expémentale, que deux zones de couleurs différentes et de surface égale, vues simultanément, se modifient mutuellement, non-seulement dans le cas où elles sont juxtaposées, mais lors même qu'elles sont éloignées l'une de l'autre, et j'ajouterai que les modifications ont encore lieu lorsqu'on remplace les bandes qui ont servi aux expériences précédentes par des feuilles de papier de couleur de 0^m,5 de longueur, et de 0^m,3 de largeur, les feuilles qui servent de comparaison étant à 1 mètre de distance des feuilles contiguës.

133. La loi de ces modifications une fois connue, permet de prévoir les changements que deux couleurs données éprou-

veront par leur juxtaposition, lorsqu'on connaîtra la couleur complémentaire de chacune d'elles, et la hauteur de leur ton, puisque les changements qu'elles éprouveront résulteront de ce que la complémentaire de l'une s'ajoutera à la couleur de l'autre, et que si les deux couleurs ne sont pas à la même hauteur de ton, celle qui est foncée le paraîtra davantage, comme l'autre paraîtra plus claire qu'elle ne l'est, en supposant toutefois que ce dernier effet ne soit pas détruit par le premier.

134. J'ai fait voir combien le phénomène précédent, que j'ai nommé *contraste simultané*, diffère du phénomène que j'ai nommé *contraste successif*; dans ce dernier, c'est une même partie de la rétine qui voit d'abord un objet sous sa véritable couleur, et ensuite son image sous la couleur complémentaire de la première, tandis que dans le contraste simultané ce sont deux parties différentes de la rétine qui voient simultanément chacune un objet différent, et qui voient les deux objets avec des modifications de couleur et de hauteur de ton qu'ils ne présenteraient point si chacun était vu isolément de l'autre.

135. Cette distinction des deux contrastes a rendu beaucoup plus claire l'histoire des travaux entrepris par divers physiciens sur les *couleurs accidentelles*. Buffon et le P. Scherffer ont examiné presque exclusivement le contraste successif, tandis que Rumford et Prieur de la Côte-d'Or, se sont particulièrement occupés du contraste simultané. Haüy, en parlant de la partie théorique ou explicative des couleurs accidentelles, a attribué au P. Scherffer une explication qui concerne le contraste simultané, et qui ne représente pas celle que ce physicien a donnée du contraste successif. Enfin,

Laplace a proposé une explication du *contraste simultané* qui n'est guère plus satisfaisante que la précédente, puisqu'elle suppose, en général, que la couleur modifiante doit présenter plus d'étendue que la couleur modifiée.

136. Le *contraste simultané*, tel que je l'ai envisagé, est un phénomène bien plus fréquent qu'on ne l'avait pensé; en parlant de ses rapports avec l'organe de la vision, je n'ai pas prétendu donner une théorie, mais j'ai voulu exprimer un fait qui me paraît général, c'est que, lorsque l'œil est *frappé* à la fois par deux couleurs qu'il *regarde avec quelque attention*, ce qu'il y a d'analogue dans ces couleurs agit moins sur le nerf optique que ce qu'il y a d'hétérogène, ou en d'autres termes, l'œil a moins de sensibilité pour saisir ce qu'il y a d'analogue dans les couleurs que pour saisir ce qu'il y a de différence, et cela sans qu'on puisse dire en général que l'organe est fatigué.

137. Dans la seconde partie de ce Mémoire, j'ai prouvé par des exemples, combien sont nombreuses et variées les applications de la loi du *contraste simultané* : si quelques-unes d'elles étaient susceptibles de se déduire de ce qu'on savait sur les couleurs accidentelles avant mes observations, il faut convenir que la plupart ne pouvaient être faites qu'après la démonstration de cette proposition : *deux couleurs vues distinctement et ensemble se modifient mutuellement, indépendamment de leur étendue respective, lors même qu'elles ne se touchent pas, et en outre sans qu'on soit en droit d'attribuer leurs modifications à une fatigue de l'œil.*

138. Mais après avoir donné force de loi à cette proposition et en avoir développé les conséquences dans l'application, il me reste à motiver le jugement que j'ai porté du système

d'harmonie des couleurs du comte de Rumford, que j'ai traité de vue ingénieuse de l'esprit et non de *chose démontrée*. Il est évident que ce physicien ayant observé qu'une lumière blanche contiguë à une lumière colorée se teint de la complémentaire de cette dernière, a conclu de ce fait son idée d'harmonie des couleurs, et qu'il a ainsi adopté implicitement l'opinion de ceux qui pensent avec Darwin, que la beauté des couleurs contiguës dépend de la facilité relative avec laquelle l'œil les perçoit distinctement, et qu'en conséquence les plus beaux assortiments résultent des couleurs opposées. J'ai trop réfléchi sur les idées que la vision nous donne, et sur les effets des arts de son domaine, pour rejeter cette opinion; mais je ne saurais l'admettre comme un principe unique et suffisant pour rendre raison du plaisir ou du déplaisir que tel assemblage de couleurs produit en nous, car dans plusieurs cas on ne peut méconnaître l'influence du principe de l'association des idées. Quoi qu'il en soit, examinons ce qu'il y a d'évident dans l'assortiment des couleurs complémentaires et non complémentaires relativement à l'influence qu'elles exercent l'une sur l'autre pour paraître à l'œil plus ou moins pures, plus ou moins belles, et faisons abstraction de toute vue systématique.

Assortiment de couleurs complémentaires.

139. Un assortiment de couleurs complémentaires n'est jamais désagréable, c'est une vérité anciennement reconnue; mais ce que mes expériences démontrent, c'est *comment ces couleurs s'embellissent par leur rapprochement en se renforçant et s'épurant l'une par l'autre, quelle que soit d'ailleurs la différence qu'il y ait entre les divers corps jaunes ou les di-*

vers corps violets, ou etc., qu'on juxtapose. C'est donc parce qu'on est toujours sûr de produire un effet agréable en rapprochant des couleurs complémentaires, non-seulement quand elles sont franches, mais encore lorsqu'un mélange de blanc et de noir les a rendues grises, que j'ai prescrit leur assortiment de préférence à tout autre pour la distribution des fleurs des jardins, pour les étoffes des meubles, les uniformes et les livrées; j'ai insisté en outre sur l'économie qu'il présente dans ces dernières applications.

Assortiment des couleurs non complémentaires simples.

140. Je vais examiner maintenant l'assortiment des couleurs non complémentaires, et pour plus de précision, je parlerai d'abord des *couleurs simples,* ou plus exactement de celles qui se rapprochent davantage des sept couleurs dites *primitives.* Je traiterai ensuite soit de l'assortiment de deux couleurs mixtes, soit de celui d'une couleur simple et d'une couleur mixte. Pour éviter les périphrases, je nomme mixte la couleur formée de deux ou de plusieurs couleurs simples.

141. En jetant les yeux sur les arrangements des zones colorées qui ont été le sujet des dix-sept observations de l'article 1er, § 1 (10), il était évident que *si la plupart de leurs teintes,* qui approchaient, autant que possible, des sept couleurs primitives, *s'embellissaient en perdant du brun et en prenant plus d'intensité et de brillant, ainsi qu'on le remarque dans l'assortiment des couleurs complémentaires;* on observait de plus, *que leur composition optique semblait toujours ou presque toujours avoir été plus ou moins changée.* De sorte qu'on peut tirer cette conséquence pratique, que, *si les couleurs non complémentaires qui se rapprochent*

davantage des sept couleurs primitives, s'embellissent en gé-
néral par leur juxtaposition mutuelle, elles semblent cepen-
dant à l'œil s'être dénaturées plus ou moins.

142. Exemples de trois cas remarquables que ces couleurs m'ont présentés.

1° Le jaune et le bleu s'embellissaient mutuellement, le premier en prenant du doré, le second du violet.

2° Le bleu précédent perdait de sa beauté en devenant verdâtre par sa juxtaposition avec le violet.

3° Le violet précédent et un bleu foncé indigo se nuisaient réciproquement ; le violet, perdant trop de bleu, ressemblait à un violet qui s'est *passé* à la lumière, tandis que le bleu indigo, en perdant son rouge, prenait une teinte verdâtre désagréable.

Assortiment des couleurs non complémentaires, soit une simple et une mixte,
soit deux mixtes.

143. Si on juxtapose des couleurs qui ont une certaine analogie, comme un rouge simple avec un rouge mixte tirant sur l'orangé ou le violet, un bleu simple avec un bleu mixte tirant sur le violet ou le vert, etc., etc., ou deux couleurs mixtes comme un rouge orangé avec un rouge amarante, un bleu verdâtre avec un bleu violâtre, etc., etc., on pourra observer 1° que les deux couleurs s'embelliront, 2° que l'une seulement s'embellira, 3° que les deux perdront de leur beauté ; trois cas qu'on observe dans l'arrangement des couleurs simples non complémentaires ; mais il y aura cette différence que les deux derniers cas se présenteront plus fréquemment que dans l'arrangement des couleurs simples non complémentaires.

EXEMPLES.

1er *exemple.*

144. Si vous juxtaposez deux roses, dont l'un résulte de la dégradation d'un rouge amarante et l'autre de celle d'un rouge écarlate, et qui séparément sont agréables à la vue; d'après la loi, le premier paraîtra plus amarante ou plutôt plus bleu, et le second plus jaune; ce qui revient à dire que tous les deux perdront du rouge. Or si ces deux roses sont chacun sur la limite où en prenant plus de bleu ou plus de jaune qu'ils n'en ont, ils perdraient de leur beauté, il est évident que la juxtaposition leur nuira. S'ils sont au contraire en deçà de la limite dont je parle, la juxtaposition, quoique augmentant leur différence, ne leur nuira pas, en supposant toutefois qu'elle ne porte ni l'un ni l'autre hors de cette limite. Enfin si un rose avait trop de jaune ou trop de bleu pour être beau isolément, en le mettant près d'un rose plus jaune ou d'un rose plus pourpre on l'embellirait.

2e *exemple.*

145. Un vert jaune juxtaposé avec un vert tirant sur le bleu perdra du bleu et paraîtra plus jaune conséquemment. Eh bien, il y aura tel vert jaune auquel le voisinage de l'autre vert sera favorable, et tel autre auquel il sera nuisible. Le premier vert jaune s'embellira en se rapprochant davantage du vert jaune des feuilles naissantes, tandis que le second prendra ce vert jaune roux de certaines feuilles qui se détachent des arbres en automne.

3ᵉ *exemple.*

146. Une capucine, dont la couleur est si vive, mise à côté de certains pavots pourpres, dont la couleur vue isolément est assez belle, donnent un ensemble désagréable. La capucine perd son rouge vif, elle prend une couleur orangée terne, et le pavot prend une couleur lie de vin pareillement terne.

147. On voit par ces exemples,

1° Que plus les couleurs ont d'analogie, et plus il y a de chances pour que leur juxtaposition mutuelle soit nuisible à une d'elles ou même à toutes les deux.

2° Que si la loi ne peut prescrire, pour l'agrément de la vue, des arrangements de couleurs non complémentaires d'une manière aussi positive qu'elle le fait, lorsqu'il s'agit de l'assortiment des couleurs complémentaires, cela tient à l'impossibilité de désigner aujourd'hui d'une manière précise ces innombrables couleurs des corps susceptibles d'être soumis à ces arrangements, faute de pouvoir les rapporter à des types invariables, comme le sont par exemple les anneaux colorés de Newton. Telle est la raison pour laquelle en traitant de la distribution des fleurs dans les jardins (118), je n'ai prescrit que l'assortiment des fleurs dont les couleurs sont complémentaires, tout en reconnaissant qu'il existe beaucoup d'autres assortiments d'un effet agréable. On voit encore, par les mêmes exemples, qu'en se pénétrant de la loi et raisonnant bien l'effet qu'on veut produire en mettant deux couleurs à côté l'une de l'autre, on ne commettra jamais de faute, je ne dis pas sous le rapport de l'harmonie de ces couleurs, mais sous celui de la meilleure dispo-

sition possible à leur donner tant pour en ménager et même
rehausser l'éclat, la pureté, la fraîcheur, que pour corriger
ce que l'une d'elles peut avoir de défectueux. Au reste,
afin de dissiper toute obscurité, je vais citer de nouveaux
exemples.

$$1^{er} \ exemple.$$

148. Qu'il s'agisse d'une capucine qui offre le rouge et le
jaune dans une proportion telle qu'un peu plus de rouge ou
un peu plus de jaune nuirait à la beauté de la fleur, la loi in-
dique : 1° que le voisinage du bleu, dont la complémentaire
est l'orangé, couleur qui a la plus grande analogie avec la
première, en s'y ajoutant produira un bon effet, cependant
certaines personnes trouvent cet assemblage trop dur; 2° que
le voisinage du jaune ou du rouge sera nuisible à l'effet,
parce que leur complémentaire fera trop dominer le rouge
ou le jaune; 3° que si on est forcé d'entourer la capucine
de jaune, de rouge, ou même d'orangé, il faudra tellement
ternir ces couleurs que l'éclat de la capucine en sera rehaus-
sé, en raison du contraste qui naît de la différence de la
hauteur du ton. Ce dernier artifice de relever l'éclat des
couleurs est connu et pratiqué de tout temps, mais je ne
crois pas qu'on pût rendre compte de son effet avant la
connaissance de la loi du contraste simultané.

$$2^e \ exemple.$$

149. Qu'il s'agisse d'un bleu agréablement violeté, si on n'a
pas d'orangé, de jaune, de bleu, à placer à côté, il faudra
recourir soit au vert, soit au gris jaunâtre ou verdâtre; mais

ce qu'il faudra éviter, c'est le voisinage du violet qui détruirait cet œil violeté qu'il faut au contraire ménager.

3e *exemple.*

150. Qu'il s'agisse d'un vert qui a une teinte jaune désagréable, on mettra à côté du jaune ou un gris jaune roux.

4e *exemple.*

151. Qu'il s'agisse d'un bleu terni par du verdâtre, en plaçant un vert à côté on neutralisera ce qui déplaît.

152. Les applications, concernant l'art de la tapisserie des Gobelins, sont de nature à convaincre que la connaissance de la loi du contraste simultané doit éviter bien du tâtonnement et des erreurs à ceux qui se laisseront guider par elle, lorsqu'il s'agira d'assortir des fils colorés pour copier en tapisserie un *modèle donné*, et on doit la considérer désormais comme un des principes les plus précieux de cet art.

153. Elle n'est pas moins indispensable à connaître lorsqu'il s'agit de comparer, sous le rapport de la beauté de la couleur, des laines ou des soies teintes qui font partie de tapisseries, de tapis ou de châles, dont les dessins ne sont point identiques, et dont les couleurs ne sont pas également nuancées, également fondues les unes dans les autres. Désormais, avant de prononcer que les couleurs des étoffes orientales sont supérieures aux nôtres sous le rapport de l'éclat, il faudra prendre les précautions que j'ai prescrites pour éviter toute illusion.

154. En parlant des applications à la peinture des tableaux, je crois en avoir dit assez pour faire pressentir que les peintres qui voudront raisonner l'emploi des couleurs d'après la loi du contraste simultané, se perfectionneront dans le *coloris*, comme ils se perfectionnent dans la perspective linéaire en étudiant les principes de géométrie qui se rapportent à cette partie de leur art.

155. Les modèles ont une si grande influence sur les tapisseries et les tapis, que je me suis cru obligé, d'après les nombreuses observations que j'ai eu l'occasion de faire dans les manufactures royales, d'exposer quelques réflexions relatives au genre de peinture le plus convenable pour ces modèles. Ces réflexions pourront intéresser les artistes qui s'occupent de ces sortes d'ouvrages, et qui cherchent à se rendre compte de l'objet principal de leur genre d'imitation. Après avoir déterminé les effets principaux qu'ils doivent s'attacher à produire, ils verront ceux de la peinture ordinaire qu'ils peuvent sacrifier pour obtenir les premiers. Par là ils raisonneront ce qu'ils auront à faire pour perfectionner la *partie spéciale de leur imitation.* Ils verront sans doute que les modèles de fleurs pour meubles ne demandent pas à être peints à la manière dont un élève de V. Spaendonck ferait un tableau ou des dessins pour un livre de botanique; que des modèles de tapisserie à personnages ne doivent pas ressembler à des mignatures par le fini, et enfin que, dans toutes ces productions, *les objets doivent être aussi grands que possible et présenter absolument de beaux effets de couleur.*

156. J'ai établi cette proposition sur la nature même des éléments colorés que le tapissier met en œuvre, et sur la

distance à laquelle ses ouvrages doivent être vus. Si je ne m'abuse, c'est par des raisonnements analogues à ceux que j'ai employés pour la démontrer qu'il est possible de fixer d'une manière incontestable les vrais principes de plusieurs arts d'imitation : et ces principes une fois déduits de la spécialité de l'art auquel ils se rapportent, donnent le moyen de distinguer les tentatives dont on peut espérer de vrais perfectionnements, de celles qui ne sont propres qu'à amener le résultat contraire.

157. J'ai cherché à faire sentir que quelques arts d'imitation ont une liaison plus intime avec la peinture à teintes plates qu'avec la peinture au clair-obscur, en partant des faits suivants :

1° L'œil a un plaisir incontestable à voir des couleurs différentes, c'est pour cette raison que les boiseries peintes des appartements recherchés sont de diverses teintes;

2° Ce plaisir, que l'on peut comparer à la jouissance du goût, est augmenté si des couleurs vives sont disposées de manière à rappeler à l'esprit un objet agréable, lors même qu'elles ne représenteraient pas une image parfaite de l'objet.

D'après cela, j'ai conclu que lorsqu'on veut agir sur l'œil par des couleurs dans les circonstances suivantes :

1° Lorsque ces couleurs sont vues à une distance telle que le fini d'une peinture soignée disparaîtrait;

2° Lorsqu'une peinture n'est qu'un accessoire qui décore un objet dont l'usage en repousserait une trop soignée qui serait d'ailleurs d'un prix trop élevé;

L'imitation doit être exécutée d'après le système des teintes plates plutôt que d'après le système contraire, et

les modèles doivent être choisis parmi les objets qui se
font le plus remarquer par la beauté de leurs couleurs
et la simplicité de leurs formes, tels que des fleurs, des
insectes, des oiseaux, etc., etc.

P. S. Je prie MM. les Rédacteurs des journaux scientifi-
ques de ne pas réimprimer ce Mémoire, qui est le dernier
chapitre d'un ouvrage que je compte publier aussitôt que
l'état de la librairie française me le permettra.

E. CHEVREUL.

moire de M. Chevreul.

Fig. 1. 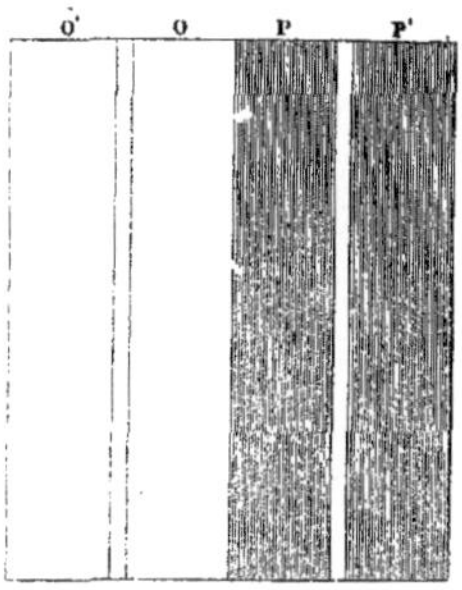
O'   O   P   P'
Fig. 3. 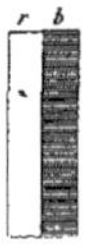
r   b
Fig. 4. 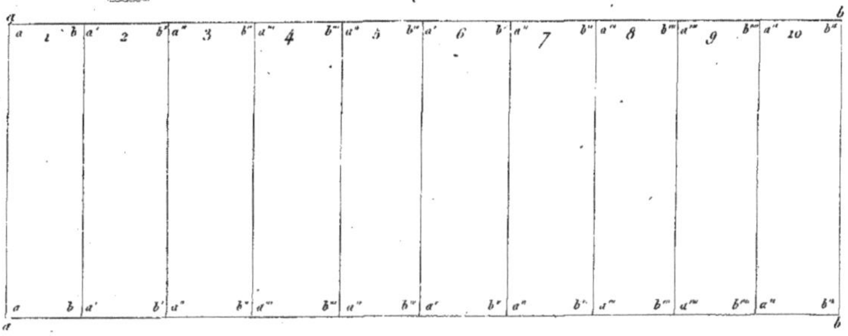
a   1   b   a'   2   b'   a''   3   b''   a''   4   b''   a''   5   b''   a'   6   b''   a''   7   b''   a''   8   b''   a'''   9   b'''   a''   10   b''
a   b   a'   b'''   a'''   b''   a''   b''   a'   b'   a''   b'''   a'''   b'''   a''   b''
Fig. 2.
O'   O   P   P'

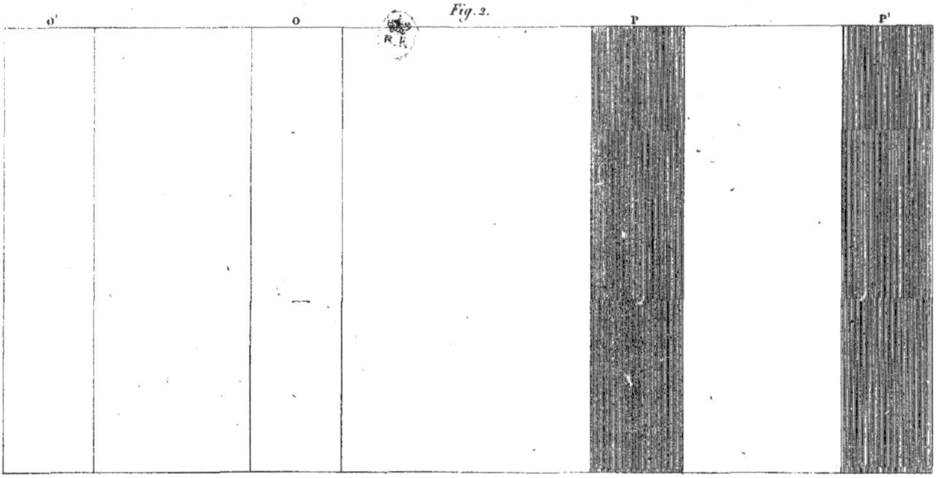